山东省高等学校课程思政教学研究与实践中心
课程思政系列教材
总主编 王桂云

助产学专业
课程思政教学指南

主编 王桂云 盛振文 李风燕

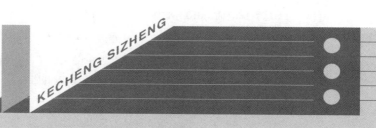

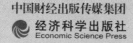

中国财经出版传媒集团
经济科学出版社
Economic Science Press

图书在版编目（CIP）数据

助产学专业课程思政教学指南/王桂云，盛振文，

李风燕主编．－－北京：经济科学出版社，

2023.1

课程思政系列教材

ISBN 978 － 7 － 5218 － 3488 － 8

Ⅰ.①助…　Ⅱ.①王…②盛…③李…　Ⅲ.①高等学

校－思想政治教育－教学研究－中国　Ⅳ.①G641

中国版本图书馆 CIP 数据核字（2022）第 055316 号

责任编辑：于　源　冯　蓉
责任校对：刘　昕
责任印制：范　艳

助产学专业课程思政教学指南

主编　王桂云　盛振文　李风燕

经济科学出版社出版、发行　新华书店经销

社址：北京市海淀区阜成路甲 28 号　邮编：100142

总编部电话：010 － 88191217　发行部电话：010 － 88191522

网址：www. esp. com. cn

电子邮箱：esp@ esp. com. cn

天猫网店：经济科学出版社旗舰店

网址：http://jjkxcbs. tmall. com

固安华明印业有限公司印装

710 × 1000　16 开　15.25 印张　242000 字

2023 年 1 月第 1 版　2023 年 1 月第 1 次印刷

ISBN 978 － 7 － 5218 － 3488 － 8　定价：42.00 元

课程思政系列教材编写委员会

课程思政系列教材

助产学专业课程思政教学指南

主　编　王桂云　盛振文　李风燕

副主编　王若维　许　霞　张　佩

编　委　（按姓氏笔画顺序）

丁祥政　马小雪　于文霞　于秀娟　王明明

王若维　王桂云　王素琴　邓晓阳　付兆杰

朱　平　刘　红　刘　芳　刘佳铭　许　霞

祁艳霞　李风燕　李华东　李　萍　吴广霞

张　佩　张　晶　张　燕　张因因　张雨雁

张敬伟　周广涛　周云玲　杨婷婷　林　辉

胡恒基　赵梦娟　郭秀珍　高　强　原芸姿

钱秋苓　唐吉华　徐丽丽　盛振文　蒋佳玮

戴春岭　鲍金雷

课程思政系列教材

序

党的十八大以来，以习近平同志为核心的党中央发展和拓新了党的教育方针，把立德树人作为教育的根本任务，深刻回答了"培养什么样的人、怎样培养人、为谁培养人"这一根本性问题，明确把立德树人作为高校的立校之本和培养人的中心环节，为中国特色社会主义教育事业发展指明了方向。

习近平总书记在学校思想政治理论课教师座谈会上的讲话中，在谈到推动思想政治理论课改革创新，不断增强思政课的思想性、理论性和亲和力、针对性问题时提出，要"坚持显性教育和隐性教育相统一"，思政课要做思想政治教育的显性课程，同时也要挖掘其他课程和教学方式中蕴含的思想政治教育资源，实现全员全程全方位育人。既要有惊涛拍岸的声势，也要有润物无声的效果，这是教育之道。

课程思政作为思政课和思想政治教育的重要环节和途径是决不可或缺的。2020 年 5 月，教育部印发了《高等学校课程思政建设指导纲要》，对全面推进课程思政建设进行了系统设计和精心部署，为高校开展课程思政工作提供了整体方案，进一步推动了高校课程思政研究和实践工作。

山东协和学院立足学校课程思政建设实际，牵头成立山东省高等学校课程思政教学研究与实践中心，联合山东省本科高校，本着"整合资源、集聚优势、发挥合力、提升成效"的总体原则，聚焦课程思政改革，持续推动合作研究、协同探索和联动实践，在推进课程思政落地实践上进行了卓有成效的探索，将研究和实践成果凝练、巩固，汇编成课程思政系列教材。

这套教材按照"宏观设计—中观细化—微观落地"的系统化思路编写。学校层面进行宏观设计，提出了"5 维 20 条"课程思政实施要求；专业层面根据专业定位，整体设计专业育人目标；课程层面则从教学实践的角度，根据课程性质和作用，对教学内容、教学方法以及考核评价等方面进行具体设计。这样，学校、专业、课程层层递进、环环相扣，共同形成一个有机整体。系列教材以专业为单位成册，共涵盖了 12 个学科门类的 100 个专业，每个专业遴选 8～10 门核心课程进行课程层面的教学设计，以此计算，这套教材包含了近千门课程，27 所高校 3000 余名教师参与编写，可谓是一项浩大的工程。

课程思政的重心在课程，关键在于如何在传授知识、培养能力的同时实现价值塑造。这套教材恰恰在这方面有所创新和突破，从思政元素的挖掘、教学素材的选择、教学过程的实施、教学评价的完善等方面进行了系统设计，形成了"深度挖掘、精准凝练、有机融入、系统讲授、科学评价"的课程思政教学改革思路。

总的来看，这套教材是对课程思政教育教学改革实践的梳理和总结，也是课程思政从教育理念到教学实践深化的具体成果，对课程思政教学改革提供了借鉴与参考，为一线教师提供了从理论原则、实际教学到评估评价的全程教学操作参考案例。同时，这套教材根据不同专业课程特点，整合教学内容、创新教学方式方法、丰富教学资源，对激发学生的学习兴趣，调动学生学习积极性、主动性、创造性，增强思政教育教学的科学性、针对性和实效性，提供了成功的经验、思路和方法。

是以为序。

2022 年 4 月 7 日

《助产学专业课程思政教学指南》简介与使用说明

根据教育部《高等学校课程思政建设指导纲要》的要求，结合《护理学类教学质量国家标准》，贯彻落实《"健康中国2030"规划纲要》，围绕国家和区域发展需求，结合助产学专业人才培养目标，深入挖掘助产学专业课程内容和教学方式中蕴含的思想政治教育资源，构建全面覆盖、类型丰富、层次递进、相互支撑的助产学课程思政体系，不断提升学生的课程学习体验、学习效果，特制定《助产学专业课程思政教学指南》。本指南包括课程思政建设实施要求、助产学专业课程思政教学方案、课程思政教学设计3部分内容。

课程思政建设实施要求围绕课程思政目标、课程思政核心内容、医学类课程思政内容要点、课程思政建设实施建议4个方面明确了各个专业类课程思政建设的目标、内容及实施意见，是各个专业制定课程思政教学指南的指导性依据。

助产学专业课程思政教学方案围绕助产学专业概况、助产学专业课程思政核心内容、助产学专业课程思政教学要点进行整体规划与设计，为助产学专业各门课程思政教学设计的编写与制定提供了依据。

各课程思政教学设计以《助产学专业课程思政教学指南》为指导，根据专业育人要求和课程特点，以课程教学大纲为依据，从课程性质、地位、作用、核心目标等方面，描述课程基本情况；依据助产学专业课程思政内容要点，描述课程思政目标，挖掘课程内容中蕴含的思政元素，阐述运用的教学载体和教学方法，明确实施路径；采用多元化考核评价方式动态关注学生思想变化。主要包括"助产学导论""基础护理学""健康评估""内科护理学""外科护理学""妇科护理学""急救护理学""儿科护理学"8门助产学专业核心课程，起到引领示范作用。

本指南的编写得到了领导、老师的大力支持，在编写过程中，参考和引用了护理、助产前辈及同行们的文献资料和学术成果，在此致以诚挚的谢意！尽管本指南全体编者以高度负责和严肃认真的态度积极参与编写工作，但由于时间仓促和水平所限，难免存有疏漏和不足之处，敬请专家、同仁和广大读者批评指正。

目 录
CONTENTS

总 论

分 论

总　论

第一章

课程思政建设实施要求

一、课程思政目标

紧紧围绕"培养什么人、怎样培养人、为谁培养人"这一根本问题，落实立德树人根本任务，结合学校人才培养定位和学科专业特色，优化课程思政内容体系，系统进行马克思主义教育、中国特色社会主义教育、中国梦宣传教育、习近平新时代中国特色社会主义思想教育、理想信念教育、社会主义核心价值观教育、道德教育、社会责任感教育、中国传统优秀文化教育、法制教育、劳动教育、生态文明教育、国家安全教育，引导学生坚定理想信念、厚植家国情怀、提高文化素养、树立法治意识、加强道德修养，实现价值塑造、知识传授和能力培养的有机统一，培养德智体美劳全面发展的社会主义建设者和接班人。

二、课程思政核心内容

坚持用习近平新时代中国特色社会主义思想铸魂育人，落实立德树人根本任务，围绕坚定学生理想信念，以爱党、爱国、爱社会主义、爱人民、爱集体为主线，以政治认同、家国情怀、文化素养、法治意识、道德修养为重点优化课程思政内容。

（一）政治认同

政治认同是人们对一定社会制度和意识形态的认可和赞同，是人们在社会政治生活中产生的一种感情和意识上的归属感，是凝聚社会成员团结和组织的重要力量，也是激励和促进社会成员共同奋斗与前进的重要思想基础。引导学生拥护中国共产党的领导，坚定中国特色社会主义理想信念，坚定"四个自信"，认同伟大祖国、认同中华民族、认同中华民族文化、认同中国特色社会主义道路，培养学生对国家和社会的认同感、归属感以及参与国家建设的责任感、使命感。

（二）家国情怀

家国情怀是一个人对自己国家和人民所表现出来的深情大爱，是基于对祖国的历史、文化、国情等的认识和理解，对国家富强、人民幸福展现出来的理想追求，既是一种政治意识，也是一种文化意识。对学生进行马克思主义世界观、人生观、价值观教育，培养学生以爱国主义为核心的民族精神和以改革创新为核心的时代精神；对学生进行生态文明教育，引导学生学会与人和自然相处，增强构建人类命运共同体的社会责任感，把自己的理想同祖国的前途、把自己的人生同民族的命运紧密联系在一起，立志扎根人民、奉献祖国。

（三）文化素养

文化素养是指人文知识和技能的内化，它主要是指一个人的文化素质和精神品格。主要帮助学生加强对中华优秀传统文化、革命文化和社会主义先进文化的学习与积累，引导学生追求崇高理想、健全完善人格，培养学生严谨求实的科学精神、文明儒雅的风度气质、积极乐观的人生态度，从而提升大学生的人文学养、艺术涵养、科学素养和心理修养，塑造追求卓越的文化品格、中外互鉴的文化气质、开放包容的人文情怀。

（四）法治意识

法治意识是对法律发自内心地认可、崇尚与遵从，是关于法治的思想、观念和态度。主要引导学生认同中国特色社会主义法治体系，养成用法治思维和法治方式来处理日常生活中各种问题的习惯，自觉遵守法规，养成依据法律规定、按照法律程序办事的行为习惯，促使学生学法、守法，依法维护合法权益，追求公平正义。

（五）道德修养

道德修养是人们为实现一定的理想人格而在意识和行为方面进行的道德自我锻炼，以及由此达到的道德境界。它是一种人性向善的自我规范和自我改造的过程。道德修养主要包含社会公德、职业道德、家庭美德、个人品德等方面的内容，培养学生形成爱国奉献、明礼守法、厚德仁爱、勤劳勇敢、勇于担当的良好道德品质。

三、医学类课程思政内容要点

根据学校人才培养的定位和专业育人的目标，结合不同专业课程特点、思维方法和价值理念，深入挖掘和凝练各专业类课程思政元素，创新融合途径，提升课程思政教学的有效性和针对性。

助产学等医学类专业，贯穿生命全周期，健康全过程理念，在课程教学中注重加强医德医风教育，着力培养学生"敬佑生命、救死扶伤、甘于奉献、大爱无疆"的医者精神，注重加强医者仁心教育。在培养精湛医术的同时，始终把人民群众生命安全和身体健康放在首位，尊重病人，善于沟通，提升综合素养和人文修养，提升依法应对重大突发公共卫生事件能力。引导学生树立服务基层医疗卫生事业的观念，扎根基层，做人民群众信赖的医疗工作者。

四、课程思政建设实施建议

课程思政建设实施建议见表 1-1。

表1-1　　　　　　　　　　　　　课程思政建设实施建议

一级指标	二级指标	指标内涵	实施要点
1. 政治认同	1.1 党的领导	拥护中国共产党的领导，必须坚信只有中国共产党才能救中国、才能发展中国；树立政治意识、大局意识、核心意识、看齐意识；认同伟大祖国、认同中华民族、认同中华民族文化、认同中国特色社会主义道路	搜集各专业行业领域在中国共产党领导下取得的伟大成就，以及国内外疫情防控的资料等，采用案例分析、小组讨论、比较分析等教学方法，让学生深入学习和体会中国共产党领导下的中国发展成就以及人民同舟共济、勇于奋斗的精神，从而培养学生拥护中国共产党的领导、坚定中国特色社会主义理想信念、爱国情感及责任担当
	1.2 理想信念	坚定马克思主义信仰；坚定中国特色社会主义信念；坚定实现中华民族伟大复兴中国梦信心；认同社会主义核心价值观，增强"四个自信"	选取《大国崛起》《复兴之路》等有关纪录片，让学生感受中国特色社会主义道路的艰苦探索历程，从而树立中国特色社会主义共同理想，树立共产主义远大理想。以"中国梦，我的梦"为主题，结合专业课程特点，讨论个人理想与共同理想的关系
	1.3 文化自信	对中华优秀传统文化、革命文化、社会主义先进文化的强烈认同感和归属感，对文化价值的充分肯定。引导学生传承讲仁爱、重民本、守诚信、崇正义、尚和合、求大同的中华优秀传统文化，发扬井冈山精神、长征精神、延安精神、西柏坡精神、红岩精神，改革创新，树立发展社会主义先进文化的信心	挖掘专业课程中蕴含的中国传统文化、革命文化、新时代社会主义先进文化，通过案例分析、作品赏析等形式，感受中华优秀文化内在的精神品质，增强学生的文化自信，培养学生为社会主义奋斗的责任感和使命感
	1.4 国际视野	培养世界眼光，拓展国际视野，了解当今世界发展趋势以及国际政治体制与文化差异，站在中国特色社会主义建设的立场上，在纵横比较中分析我国在世界格局中的地位、作用和面临的机遇与挑战，增强忧患意识和为国家建设做贡献的意识与愿望	选取与专业课程紧密结合的国际热点时事，运用马克思主义哲学原理，分析国际局势的变化以及文化差异，培养学生的国际视野

一级指标	二级指标	指标内涵	实施要点
2. 家国情怀	2.1 人生价值	在对学生进行马克思主义世界观教育的基础上，进行人生观、价值观教育，使学生正确认识创造和奉献的人生意义和价值，在社会生活实践中服务社会、奉献社会，实现个人价值和社会价值的统一	收集各行业的典型人物、典型事例，融入教学过程，让学生理解人生价值内涵以及意义，引导学生在是非面前做出正确判断，探寻实现人生价值的条件和途径，理解只有对社会做出贡献才是真正有价值的人生
	2.2 民族精神	热爱祖国，从一言一行中体现对祖国的热爱，引导学生爱祖国大好河山、爱自己的骨肉同胞、爱祖国的灿烂文化。引导学生弘扬伟大的创造精神、伟大的奋斗精神、伟大的团结精神、伟大的梦想精神，把家与国的关系看成一个整体，把个人命运与国家命运紧密相连，把个人价值的实现与为国家做贡献紧密结合	运用《百年中国》《苦难辉煌》和各专业行业发展历史等文献资料，通过讲故事、观看视频等形式，了解英雄人物，感悟中国人民不屈不挠、英勇斗争的精神和中华民族伟大复兴的自豪感
	2.3 时代追求	发扬大庆精神、雷锋精神、焦裕禄精神、钱学森精神、女排精神、航天精神、抗疫精神、脱贫攻坚精神等奉献精神、创造精神，引导学生解放思想、求真务实、突破成规、大胆创新、敢于创造，具有不甘落后、奋勇争先、追求进步的精神状态	选取专业课程教育内容相关的典型人物故事，引导学生了解他们在不同时代的奉献精神和时代追求，从中感悟青年一代献身中国特色社会主义建设的历史使命
	2.4 社会责任	引导学生了解社会、融入社会、服务社会，维护社会公平正义与和谐稳定，树立集体主义和生态文明观念，具有强烈的社会责任感，愿为他人和集体做出奉献和牺牲	结合专业课程特点，课内课外结合、校内校外结合，组织学生开展社会服务、参加社会实践，在服务和实践中培养学生的社会责任感
3. 文化素养	3.1 人文学养	加强对中华优秀传统文化特别是齐鲁文化的学习与积累，树立崇德向善、见贤思齐、孝悌谨信、重义轻利的价值取向，培养自强不息、厚德载物精神，掌握和而不同、美美与共的处事原则，弘扬忠孝悌信、礼义廉耻等的中华优秀传统美德，引导学生具备人文知识、掌握人文方法、理解人文思想、遵循人文精神，树立以人为中心的理念，崇尚人文关怀	在课程教学中植入传统经典故事、历史人物故事等传统文化素材；营造传统文化学习环境，开展主题文化教育活动，发挥学生主体作用，鼓励学生自主学习人文知识，提高人文学养

一级指标	二级指标	指标内涵	实施要点
3. 文化素养	3.2 艺术涵养	树立正确的艺术观，培养学生感受美、鉴赏美的审美素养，激发学生内心对民族艺术的热爱和自豪感，尊重民族文化，从而提升学生热爱祖国、热爱民族的情怀	收集与专业课程相关的文化作品、工程作品、商业产品等，采取讨论、分析等方法对作品进行赏析，挖掘作品蕴含的艺术美，培养学生的审美意识和审美情趣，进而增强文化自信和民族自豪感
	3.3 科学素养	善于运用马克思主义基本观点和方法分析问题、解决问题，树立科学态度，了解科学知识，掌握科学方法，遵守科学伦理，培养科学价值观	根据专业人才培养要求和课程特点，在学习专业知识技能的过程中，通过观察、实验、调查、查阅文献等方法，形成良好的辩证思维、科学态度和科学精神
	3.4 心理修养	确立乐观向上、积极进取的人生态度，树立正确的幸福观、得失观、顺逆观、生死观、荣辱观，引导学生自我认同、自尊自爱、乐观向上、意志坚强、热爱生活、珍爱生命	结合专业课程特点，设计不同情境，通过励志故事、角色扮演、挑战游戏等活动，引发学生对人、对社会的思考，培养学生对个体生命、对人类命运、对现实生活的热爱和关切
4. 法治意识	4.1 法治认同	了解中国特色社会主义法治体系，认识其形成历史、体系构成和主要内容，对于与法律相关的事实有基本的判断能力，并在此基础上支持我国法治事业，推动中国特色社会主义法治体系进一步完善	进行和专业课程相关的法治宣传教育，通过守法教育和用法教育来达成法治认同的目的。将带有时代气息的、与课程相关的法治时政新闻引入教学中，鼓励学生进行辩论，用理性思维分析事物的本质，进而形成认同感
	4.2 法治思维	了解法律内涵及要求，引导学生树立社会主义法治观念，崇尚法治、尊重法律，将法律作为判断是非和处理事务的准绳，培养学生具有社会主义法治思维	选取学生身边喜闻乐见的经典法律案例，结合课程内容，组织学生进行课堂讨论：当代大学生应该如何培养法治思维
	4.3 遵守法规	引导学生理解遵守法律和社会规则对于社会稳定发展的重要性，培养学生自觉遵纪守法，严格约束自己，不触碰法律底线	搜集专业行业领域或身边法治案例，讨论并说明扰乱公共秩序、妨害公共安全、妨害社会管理秩序等具有社会危害性的行为，都是违法行为
	4.4 依法办事	了解公民基本权利和义务，懂得依法行使权利、自觉履行义务，引导学生树立正确的权利与义务观念，依法行使权利，自觉履行义务，增强法律意识，用法律武器来维护自己的合法权益	结合专业课程特点，选取与课程目标相契合的典型案例，在不同层面分析党的十八大以来全面依法治国取得的突出成就

续表

一级指标	二级指标	指标内涵	实施要点
5. 道德修养	5.1 社会公德	了解社会公德的含义及其在社会和谐发展中的作用，引导学生从身边做起、从小事做起，相互体谅，相互帮助，培养学生文明礼貌、助人为乐、爱护公物、保护环境、遵纪守法	运用典型案例视频、道德模范事迹等，讨论文明守法的重要性，说明社会公德在社会主义精神文明中占有重要地位，对于社会发展有良好的推动作用。 讨论：给出一个和本专业或课程相关的社会公德的案例事件，让学生进行关于公德的讨论，引导学生在公共生活中遵守社会公德
	5.2 职业道德	培养学生爱岗敬业、诚实守信、办事公道、服务群众、奉献社会的素质修养，具有开拓创新、精益求精的工匠精神，以及创新意识、竞争意识、协作意识、奉献意识	结合专业课程特点，运用案例、小组讨论，以及讲故事的方法，引导学生感悟工匠精神、医者精神，根据将要从事的职业，列出职业要求
	5.3 家庭美德	家庭美德是家庭生活中应该遵循的行为准则，正确对待和处理家庭问题，不仅关系到每个家庭的美满幸福，也关系到社会的安定和谐。通过家庭美德教育，培养学生男女平等、尊老爱幼、孝敬父母、勤俭持家、邻里团结等家庭美德	通过感动中国十大人物以及优秀家庭的经典案例，弘扬中华优秀传统美德
	5.4 个人品德	引导学生认真学习社会道德规范，提高对社会主义道德体系、道德行为准则及其意义要求的认识，培养学生爱国奉献、明礼守法、厚德仁爱、正直善良、勤劳勇敢的品德，形成正确的道德认知和道德判断，激发正向的道德认同和道德情感，强化坚定的道德意志和道德信念	交流使用和不使用文明礼貌用语，以及在公共场所大声喧哗、抽烟的感受，体会讲文明、懂礼貌在生活中的作用和价值

第二章

助产学专业课程思政教学方案

一、专业基本概况

助产学专业是以基础医学、护理学为基础，主要研究妊娠、分娩和产褥等方面的基础知识和技术，是一门传播正确助产服务理念和传授助产实践技能的应用性学科。

本专业围绕落实立德树人根本任务，面向我国医疗卫生护理及助产事业发展一线，培养德智体美劳全面发展的，系统掌握助产学、护理学的基础理论、专业知识和基本技能，具有较强的临床护理及助产实践能力、自主学习能力、创新创业能力，具备严谨求实的科学精神、救死扶伤的医者精神、奉献报国的家国情怀和使命担当，能在各级各类医疗卫生保健机构从事助产及护理工作的"宽基础、精技能、重人文、善协作"的高素质应用型人才。

二、课程思政核心内容

为实现专业育人目标，根据学校课程思政实施要求，本专业教育教学活动应包含以下课程思政核心内容。

（一）政治认同

政治认同是培养学生拥护中国共产党的领导，坚定中国特色社会主义理想信念，增强政治意识，强化责任感、使命感，贯彻执行健康中国方针政策，坚定全民健康信念，将个人理想信念融入健康中国事业中，运用马克思主义科学方法论，结合所学助产学专业的内容，指导工作实践，为全力推进健康中国建设，为实现中华民族伟大复兴和推动人类文明进步作出更大贡献。

（二）家国情怀

家国情怀是培养学生的爱国主义民族精神，培养学生勇于创新的时代精神和创业意识，培养学生强烈的社会责任感和奉献精神，引导学生树立正确的世界观、人生观、价值观，热爱祖国，忠于人民，初步形成以维护和促进母婴健康为己任的专业价值观，形成热爱专业的情感，具备人道主义精神和全心全意为人民健康服务的精神，立志扎根人民、扎根基层，服务人民健康，奉献祖国。

（三）文化素养

文化素养是增进学生对中外医学文化的了解和把握，特别是对中国传统医学文化的继承和发扬；在掌握助产学基本知识、基本技能的基础上，深刻领悟专业知识中蕴含的科学精神、人文情怀、艺术涵养，塑造在临床实践中严谨求实的科学态度、开放包容的人文情怀、追求卓越的文化品格，积极乐观的人生态度。

（四）法治意识

法治意识是培养学生对中国特色社会主义法治体系的认同感，具备法治思维、规则意识和依法办事的观念；树立敬畏法律、崇尚法治的意识，形成运用法律认识、分析、处理问题的思维方式；在掌握助产学基本知识技能同时，熟练掌握国家卫生工作的基本方针、政策和法律法规，依法执业，具有在职业活动中保护护理对象及自身合法权益的能力。

（五）道德修养

道德修养是培养学生从事助产医疗卫生行业必备的职业道德及家庭美德。教育学生充分认识妊娠与分娩、诞生新生命的过程，关乎两代人的健康。要具备强烈的社会责任感、使命感，将爱岗敬业作为第一职业要求，将慎独作为第一职业操守，将求真求实作为第一职业作风，将护理质量作为第一职业生命，将爱国爱家作为第一职业动力，具有"敬佑生命、救死扶伤、甘于奉献、大爱无疆"的医者精神。

三、课程思政教学要点

助产学专业课程思政教学要点见表2-1。

表2-1   助产学专业课程思政教学要点

一级指标	二级指标	内容要点	实施建议
1. 政治认同	1.1 党的领导	立足助产学专业，引导学生认同中国共产党的领导，拥护中国共产党的领导，贯彻执行健康中国等方针政策；认同中国特色社会主义道路	专业教师采用案例分析、小组讨论、比较分析等教学方法，讲授新中国成立以来特别是改革开放以来，我国健康领域改革发展取得的显著成就，尤其是妇幼健康取得的伟大成绩，深入分析背后的中国力量、中国速度和中国精神；专业教师通过"学习通"信息化教学平台通过推荐《在一起》《一级响应》《同心战"疫"》等抗击疫情纪录片让学生深深地体会中国共产党领导下的中国发展以及党领导下的人民同舟共济、勇于奋斗的精神，从而培养学生拥护中国共产党的领导、激发爱国情感及责任担当
	1.2 理想信念	通过专业教学，引导学生坚定中国特色社会主义信念，坚定全民健康信念；认同助产事业管理和技术的创新理念，引导学生将个人理想信念融入健康中国事业中	专业教师通过"学习通"教学平台推荐《生门》《人间世》《中国医生》等有关纪录片，让学生在掌握助产知识与技能的同时，坚定我国实现健康中国、全民健康的信念；依托护理卓创学会，开展以"我的梦·中国梦"为主题的系列活动，结合助产学专业课程特点，讨论个人理想与共同理想的关系。引导学生将个人理想融入健康中国事业中，强化学生为中华民族的伟大复兴而奋斗的使命担当

续表

一级指标	二级指标	内容要点	实施建议
1. 政治认同	1.3 文化自信	通过专业教学，从助产学发展史的视角认识中国历史，引导学生对中国医疗卫生文化的自信，对优秀传统文化的认可；从当今我国卫生事业建设取得的成就激发学生对现代医学创新的自豪，对中国在医疗卫生事业发展中大国地位的充分肯定	专业教师通过"学习通"平台向学生推送助产专业伟大人物个人事迹的同时，推荐学生阅读祖国医学妇产相关代表作，如《诸病源候论》《千金要方》《经效产宝》等，挖掘其中蕴含的中国传统医学文化，通过案例分析、作品赏析等形式，感受中国传统医学文化内在的精神品质，增强学生的文化自信，培养学生为中国特色社会主义事业奋斗的责任感和使命感； 专业教师在各自课程中推荐相关的经典代表作让学生阅读，然后撰写读书报告，进一步增强文化自信
	1.4 国际视野	立足助产学专业，引导学生开阔国际视野，了解当今世界助产专业的发展趋势，在横向比较中认识我国助产专业发展所面临的机遇与挑战，增强学生为推动健康中国全民健康做贡献的意识与愿望	教学中选取与专业课程紧密结合的专业热点时事，运用马克思主义科学方法论，结合所学助产学专业的内容，分析我国助产专业的发展及所面临的机遇与挑战，拓展学生的国际视野，激发爱国情感及责任担当，为健康中国贡献自己的力量； 专业教师通过讲授国内外助产专业先进理论、技术，增强学生的妇幼保健意识，掌握先进理念与技术，开阔眼界； 不定期邀请医院助产士、妇产科医生进校举办学科前沿专题讲座，分享助产专业的新理念、新技术、新热点，让学生了解国内助产专业的发展现状，增强学生创新意识和创新信念

一级指标	二级指标	内容要点	实施建议
3. 文化素养	3.1 人文素养	立足助产学专业，加强对中国传统医学中医护理文化及齐鲁文化的学习与积累，培养学生厚德载物、自强不息的精神，能够掌握和而不同、开放包容的处事原则，引导学生学习、继承和发扬助产前辈们的工作、学习作风和优秀品格，具备人文知识、掌握人文方法、理解人文思想、遵循人文精神，树立以人为本的理念，落实人文关怀	专业教师通过信息化教学平台，向学生推荐医学人文作品《医学的人文呼唤》，开展医学人文主题讨论，体会医学人文精神；教师在课堂中引入中国传统医学妇产领域前辈如林巧稚、郑淑芳等典型人物故事，让学生自主学习并进行讨论交流，鼓励学生课下对其进行深入剖析，领悟医学前辈们的人文素养，通过课堂活动不断渗透人文精神，培养学生的自主学习能力，努力提高学生的人文学养。充分利用学院走廊文化，展览南丁格尔奖章获得者的事迹，让学生直观感知护理前辈的人文美； 教师指导学生参加助产人文设计竞赛等活动，夯实学生的人文关怀意识
	3.2 审美修养	通过学习应用审美理论，挖掘助产学专业中的艺术元素，培养学生发现美、鉴赏美、创造美的能力水平和优秀品质。提升学生助产工作中艺术表现能力，面对不同的病人尤其是面对残缺的躯体、波动消极的情绪，面对处在危险中的生命，能够发现美、创造美	教师通过挖掘助产学专业中蕴含的艺术元素，结合护士人文修养课程，提高学生艺术涵养；教师向学生推荐医学人文作品如《生活之道》《最年轻的科学》《阿图医生》，在授课过程中，挖掘美学元素，采取讨论、分析等方法对作品进行赏析，挖掘作品蕴含的艺术美，培养学生的审美意识和审美情趣，进而增强文化自信和民族自豪感； 教师通过指导学生参加各种护理实践及实训活动，引导学生进行自我教育、自我锻炼、自我改造，以及在这个过程中发现美、鉴赏美、创造美

续表

一级指标	二级指标	内容要点	实施建议
3. 文化素养	3.3 科学素养	在专业教学中，培养学生系统掌握助产专业知识和技能，具备科学思维、慎独修养，树立严谨认真、一丝不苟的科学态度，严格遵守助产及护理职业道德规范，培养学生严谨求实的科学素养	教师通过专业知识的讲授，使学生系统掌握助产学、护理学的基本理论、基本知识和基本技能，运用评判性思维方式发现、解决临床护理工作中的复杂问题，了解助产学专业蕴含的科学知识，以及科学技术对社会和个人所产生的影响；教师在临床基础课程、临床课程等实验实训及护理研究教学过程中，利用科学的实验实训方法展示实验及实训过程，使学生掌握科学的研究过程和方法，培养学生良好的思维方法，使学生具备创新思维和科研精神
	3.4 心理修养	结合助产学专业知识，培养学生面对复杂临床问题时，保持积极良好的心理状态，引导学生肯定自我、积极乐观、自尊自爱、热爱生活、珍爱生命、百折不挠、锐意进取	专业教师通过临床课程的不同情境案例模拟，培养学生运用专业知识和专业技术应对和处理临床护理及助产过程中复杂问题的心理素养；通过角色扮演，让学生体验不同角色如病人、家属等，渗透生命教育。通过参与南丁格尔志愿服务、实习和社会实践，让学生有更多获得感、幸福感，热爱生活，珍惜生命。同时经受挫折和困难的考验，磨炼坚强意志，引导学生敢于面对挫折和失败，保持良好心态，知难而上
	3.5 医者仁心	在专业教学中，教育引导学生始终把人民群众生命安全和身体健康放在首位，尊重护理对象，平等、博爱，善于沟通，体现人道主义精神和全心全意为护理对象的健康服务的精神	专业教师通过信息化教学平台推送林巧稚、郑淑芳等一批批杰出妇产科泰斗全心全意服务病人的事迹、抗疫英雄钟南山、陈薇等以及广大护理人员临危受命，战斗在抗疫一线的事迹，引导学生关爱生命，时刻把人民群众生命安全和身体健康放在首位；专业教师利用案例教学、启发式教学、项目式教学等方法，设置不同的情景，引导学生尊重护理对象的价值观、文化习俗、个人信仰和权利，平等对待护理对象，体现博爱奉献精神

续表

一级指标	二级指标	内容要点	实施建议
4. 法治意识	4.1 法治认同	在助产学专业教学中，了解医疗护理相关法律法规，在专业学习和临床实践中，接受法治理念、崇尚法治精神、服从法治规范，增强法治认同感，提高遵法守法的意识	专业教师通过讲授《护士条例》《医疗机构管理条例》及其实施细则、《护理管理制度规则》《医疗事故处理条例》《母婴保健法》及其实施办法等内容，对学生进行护理及助产法制教育，增强学生法治意识和判断能力，培养学生对中国特色社会主义法治体系的认同感，不断增强法治观念；临床带教老师在实习教学中培养学生在实践经验和理性认知的基础上，将法律知识与临床实践相结合，用法治思维分析事情的本质，不断增强法治认同感；学业导师结合山东省大学生安全知识竞赛活动，坚持将法治教育与学生生活实际相结合、法律知识教育与法治实践教育相结合、法治文化与社会主义核心价值观教育相结合，引导他们做遵法、学法、守法、用法的现代合格公民
	4.2 法治思维	在专业教学中，引导学生将法律作为判断是非和处理事务的准绳，崇尚法治、尊重法律，善于运用法律手段解决执业及生活中遇到的相关实际问题，培养学生法治思维	专业教师通过"南京双胞胎案""执行违规医嘱案""执行错误医嘱案"等典型案例，通过分组讨论，培养和训练学生的法治思维，引导学生遵守护理职业行为准则和职业道德规范，以法律法规为基准，评判解决临床工作问题的法治思维；临床带教老师在实习教学中，结合临床实践中的各种护理纠纷案件，引导学生运用法治思维分析临床实际问题，增强学生的责任意识和法治思维

续表

一级指标	二级指标	内容要点	实施建议
4. 法治意识	4.3 遵守法规	通过专业教学，引导学生树立敬畏法律、崇尚法治的意识，培养学生遵守医疗护理法律法规、专业规范及标准，坚定维护法规、规则，确保护理质量	专业教师结合"生命至上"理念，引导学生掌握医疗护理法律法规，增强学生的法治意识、规则意识，使他们具有敬畏之心；通过分析助产职业各个环节中涉及的法治案例，讨论并说明严格执行《护理管理规章制度》等规范，教育学生知敬畏、明底线、守规矩；临床带教老师在实习教学中，引导学生自觉遵守护理及助产相关法规、专业规范及标准，确保护理质量，绝不触碰法律法规"红线"
	4.4 依法行护	引导学生树立依法行护的法律观念，遵从医疗护理相关法规，自觉将专业行为纳入法律和伦理允许的范围内，具有运用相关法律法规保护护理对象和自身权益的意识	专业教师通过讲述"核对不到位所致医疗事故""非医疗性胎儿性别鉴定风波""错位的心脏手术"等典型案例，增强学生的法治意识、规则意识、程序意识、平等意识、权利意识、法治思维，规范执业行为，牢固树立生命至上的职业精神，敬畏生命，珍惜生命，确保护理对象及自身的合法权益不受侵犯；临床带教老师在实习教学中，引导学生明确护士及助产士应承担的法律责任与义务，依法行护
5. 道德修养	5.1 社会公德	教育引导学生在生活学习过程中，从身边做起、从小事做起，与人为善，相互体谅，相互帮助，培养学生文明礼貌、助人为乐、爱护公物、保护环境、遵纪守法	专业教师引导学生寻找与文明社会建设有关的如"小护士大情怀""护士平凡的一天"等护理及助产故事，搜集典型案例、先进人物事迹如抗击新冠肺炎疫情最美逆行者等，并根据案例进行关于社会公德的讨论，引导学生在公共生活中要遵守社会公德；临床带教老师通过自己的一言一行来感染学生，让学生深刻体会社会公德的重要性

续表

一级指标	二级指标	内容要点	实施建议
5. 道德修养	5.2 医德医风	专业教学中，着力培养学生"敬佑生命、救死扶伤、甘于奉献、大爱无疆"的医者精神；培养学生具有爱岗敬业，诚实守信，奉献社会的职业责任感、使命感；具有慎独的职业操守、求真求实的职业作风；具有创新精神与协作意识	专业教师通过选取"万人之母"林巧稚、"肝胆之父"吴孟超等典型人物故事，运用案例、小组讨论以及讲故事的方法，引导学生感悟大医精神，坚守护理及助产的职业伦理，遵守职业规范；临床带教老师在实习教学中，引导学生在执业过程中将人民群众生命安全和身体健康放在首位，在工作中做到勤恳敬业，慎独守信，求真务实，与时俱进，开拓创新
	5.3 家庭美德	通过助产学专业学习，引导学生正确认识护理及助产工作的特殊性，理解"家和万事兴"的内涵，引导学生处理好工作和家庭的关系，孝敬父母、教子有方、勤俭持家、邻里团结	专业教师通过信息化教学平台向学生推荐《卓琳——小平一家的主心骨》《朱邦月——一根拐杖撑起的家》《阿里帕·阿力马洪——十九个孩子的妈妈》《改变山区女童命运的公益校长张桂梅》等经典案例，通过小组讨论、案例分析等方法让学生意识到搞好家庭美德建设对个人、家庭以及社会的重要性；通过推荐学生观看《家风》《弘扬家庭美德》等纪录片，阅读《家庭美德指南》，激发学生的内在品质，树立正确的家庭观念。专业教师通过分享身边护理模范家庭，引导学生处理好工作和家庭的关系，工作家庭双肩挑
	5.4 个人品德	在专业教学中，引导学生立志为助产及护理事业做贡献，在临床工作中，厚德仁爱、正直善良、勤劳勇敢，树立高尚的品德	专业教师通过中国近现代妇产科奠基人林巧稚、大学生村官秦玥飞等案例，由学生查阅资料搜寻背后的故事，并通过小组讨论等方式引导学生立志、修身，不断进行自我完善；在专业案例情景模拟、角色扮演中通过交流使用和不使用文明礼貌用语、大声喧哗、抽烟的感受，体会讲文明、懂礼貌在生活中的作用和价值

分　论

第三章

"助产学导论"课程思政教学设计

一、课程基本情况

"助产学导论"是助产学专业的一门专业核心课程，是研究助产学基本理论和基本知识的课程，本课程共32学时，2学分。

通过本课程的学习，使学生了解助产学的发展历史、现状及趋势，熟悉助产学的相关理论，掌握助产专业理论及模式、护理程序、护理人际关系与沟通、护理科学思维方法与临床护理决策等理论知识，树立以服务对象为中心的整体护理观念，初步具备评判性思维和解决临床实际问题的能力，能够应用护理程序为不同的服务对象实施整体护理，为基础护理学、内科护理学等专业课程学习奠定基础。

二、课程思政目标

本课程围绕助产学专业育人目标，结合课程特点，注重知识传授、能力培养与价值塑造的统一，在思政教育上要达到以下目标：

（1）结合中国护理及助产发展概况等内容，培养学生拥护中国共产党的领导，认同祖国医学，树立文化自信，增强民族自豪感，增进政治认同。

（2）结合现代护理理念的基本要素、南丁格尔奖等内容，引导学生树立正确的护理价值观和专业信念，培养学生为我国卫生事业无私奉献的家国情怀。

（3）结合需要与护理、护理科学思维方法与决策、压力学说及其在护理中的应用等内容，培养学生以人为本的人文素养，严谨求实的科学精神，积极乐观、意志坚强的品质，提升文化素养。

（4）结合护理程序、助产士专业素质要求等内容，培养学生具备规则意识和依法行护的观念，在护理实践中遵守法律法规，按相关标准和程序开展护理工作，增强法治意识。

（5）结合护患沟通、助产专业工作范畴和专业助产士角色等内容，培养学生良好的个人品德，养成慎独的职业作风，遵守护士职业道德，传承发扬南丁格尔精神，提高道德修养。

三、课程内容与思政元素

（一）模块一：助产理念与沿革

1. 助产专业认知与发展理念

助产专业为各级医疗卫生单位培养德、智、体、美、劳全面发展，具有良好的职业道德、现代服务理念和具备临床助产、临床护理和妇幼保健工作必需的专业知识和技能的高素质应用型助产专业人才。助产专业学生可面向各级各类医院、妇幼保健院、计划生育指导服务机构、社区保健机构等从事产科医疗及护理工作。随着国民经济的发展及人民生活水平的提高，社会对妇女保健服务人才的需求也不断提高，每4000人口需要1名助产士，人性化全程陪伴分娩，要求大批高素质的助产士。助产士是托起新生命的第一人，需要用爱心、耐心、责任心承托着每一个生命之重。培养学生热爱助产学的情感，在学生心中埋下为助产事业无私奉献的种子。

2. 现代护理学发展历程

南丁格尔是现代护理学、现代护理教育的创始人，她首创了科学的护理专业，发展了以改善环境卫生、促进舒适和健康为基础的护理理念，使护理学逐步走上了科学的发展轨道和正规的教育渠道，国际上称这个时期为南丁格尔时期。南丁格尔从接触护理行业开始，兢兢业业、精益求精，将一生奉献给了护理事业。她创办了世界上第一所护士学校，著书立说创新性地提出了自己的护理环境理论，创建了一整套护理制度并倡导人道主义精神。南丁格尔对现代护理学发展做出了突出贡献。培养学生以南丁格尔精神为指引，形成"敬佑生命、救死扶伤、甘于奉献、大爱无疆"的医者精神。

3. 南丁格尔奖

1912 年，国际红十字会为了表彰南丁格尔对护理事业的贡献，正式确定颁发南丁格尔奖。1991 年，红十字国际委员会布达佩斯代表大会通过的弗罗伦斯·南丁格尔奖章规则第二条规定，奖章可颁发给男女护士和男女志愿护理工作人员在平时或战时做出如下突出成绩者，"具有非凡的勇气和献身精神，致力于救护伤病员、残疾人或战争灾害的受害者；如有望获得奖章的人在实际工作中牺牲，可以追授奖章。"南丁格尔奖是国际护士的最高奖项，以此激励学生向护理前辈们学习，培养正确的专业价值观，建立热爱专业的情感，以服务人民、奉献社会为己任。

4. 中国护理及助产发展概况

我国古代护理发展较早，但因为各种原因我国现代护理发展相对西方国家要落后几十年。新中国成立后中国的卫生事业有了很大的发展，护理事业得到了迅速的发展。特别是 1978 年至今，改革开放政策及人民健康要求的不断提高，护理学术活动活跃，促进了护理事业的蓬勃发展。2011年 4 月护理学从临床医学下的二级学科被评为一级学科，为中国护理事业的发展掀开了崭新的一页。近年来中国卫生健康事业发展统计公报各项数据显示，我国护理事业近年来发展更为迅速，这离不开党和国家的领导和支持。引导学生热爱党和祖国，拥护党的领导，培养学生的民族自豪感，同时使学生树立专业自信。

5. 助产专业工作范畴和专业助产士角色

助产工作根据工作场所不同可以划分为医院、社区助产及妇幼保健工作，同时也可以进行护理教育、护理科研、护理管理等。随着助产专业的不断发展，专业助产士角色越来越多，可以是助产者、护理者、决策者、计划者、沟通者、管理者、协调者、促进康复者、教育者、咨询者、代言人、保护者、研究者、著作者及权威者等。助产士不管身处何种工作场所，承担何种角色，都应将服务对象的健康放在第一位，培养学生爱岗敬业、无私奉献、扎根基层的品质，做人民群众信赖的护理工作者。

6. 助产士专业素质要求

由于科技的发展、人民生活水平的提高及对健康的重视，人们对助产士素质的要求也越来越高。不但要求助产士受过良好的专业教育，取得执业资格，有扎实的专业知识和精湛的专业技术，而且要求助产士在执行护理活动时具有高尚的职业道德，遵守护理伦理道德及法律的规范要求，具有良好的心理素质，以满足护理工作的各种角色要求，应对各种复杂的护理环境，做好服务对象的身心康复护理工作，并维护自己的身心健康。以此培养学生在护理及助产工作中具备法律意识，明确权利和义务，依法行护，具有良好的职业道德，具备人文关怀素养及良好的身心素质。

7. 现代护理理念的基本要素

护理理念是护士对护理专业的信念及其所认同的价值观。护理专业的核心理念包括：护理是一门助人的专业；护理是一门科学，也是一门艺术；护理的核心是健康照顾；护理为个人、家庭、团体及社会提供服务；人是生理、心理、社会、精神、文化的统一体；每个人都是一个完整的、独特的个体；人与环境持续互动，在互动过程中维持个体的平衡；每个人都应该对自己的健康负责；每个人都有权利接受健康照顾。使学生深刻理解现代护理理念，深入思考护理专业在卫生保健服务体系中承担的社会责任，引导学生形成正确的护理价值观，帮助学生树立良好的专业信念。

8. 奥瑞姆自理理论

奥瑞姆是国际著名的护理理论家，她的一生护理经历十分丰富，曾先后担任过临床护士、护理管理者、教育者、咨询者和研究者等角色，她在护理多个领域的经验和经历为其发展护理理论奠定了坚实的基础。奥瑞姆在护理过程中，始终在思考两个问题：什么是护理？人为什么需要护理？在她不断地思考和实践过程中，最终形成了她的护理理论——自理理论。引导学生在学习工作中善于发现问题、分析问题，具备善于总结反思问题的科学态度，培养学生探索创新的精神。

（二）模块二：助产相关理论

1. 需要与护理

护理的服务对象是人，而人的生存和发展离不开各种基本需要的满足，如对食物、水、睡眠、交往的需要等。如果这些基本需要得不到满足，人的健康就会受到影响。因此，作为人类健康的守护者，只有充分了解人的基本需要的内容及特点，才能更好地为服务对象提供关怀照顾，以维护并促进人类的健康。引导学生遵循人文精神，树立以人为中心的理念，崇尚人文关怀。

2. 马斯洛人类基本需要层次论

马斯洛将人的需要分为七个层次两个水平，按其重要性和发生的先后顺序，由低到高依次为生理需要、安全需要、爱与归属需要、尊重需要、求知需要、审美需要和自我实现需要。生理需要、安全需要、爱与归属需要、尊重需要称为基本需要，其共性是由于生理上或心理上有某些欠缺而产生，故又称匮乏（缺失）性需要。较为高级的后三层，即求知需要、审美需要和自我实现需要称为成长需要。通过"饿死不受嗟来之食"的案例深刻理解人类各需要层次顺序并非固定不变，引导学生树立正确的荣辱观，学会自尊自爱。

3. 文化背景对护理的影响

文化作为人类社会的现实存在，具有与人类同样长久的历史，人类社会生活的各个方面，都可以归纳为各种文化现象。在医疗卫生保健这一横跨多种文化的行业中，护理专业作为其重要的组成部分，是一个跨文化的或是涉及多元文化的专业。护士需要为各种不同文化背景的人或人群提供健康照顾。了解文化对护理的影响以及相关的护理理论，可以帮助护士全面评估服务对象的宗教、种族、健康观念、生活习惯及传统的疾病治疗方法等文化背景因素，提供既适合共性又能满足个体需要的护理服务，并提供与文化背景一致的护理，以最大限度地满足服务对象的健康需求。引导学生具体问题具体分析，培养学生护理过程中注重人文关怀。

4. 生命历程中的身心发展

生长与发展是人在整个生命周期中必然经历的一个持续变化过程，了解生长与发展的基本概念、一般规律及影响因素，有利于护士正确评估服务对象的发展水平，促进服务对象正常地成长发展。了解个体生命过程中各个发展阶段的特点和需求，以提供适合护理服务对象所处阶段的整体性护理，同时引导学生尊重人的生长发展规律，注重健康身心的发展。

5. 压力学说及其在护理中的应用

因病人角色与护士角色被赋予各自独特的压力源，可为病人和护士带来更为复杂的压力反应。学习有关压力的理论及知识，可以帮助病人和护士正确认识压力，积极应对压力，并科学管理压力。培养学生将来工作中无论遇到多大压力都能爱岗敬业，具备医者精神，引导学生面对压力时能自我认同、乐观向上、意志坚强、热爱生活、珍爱生命。

（三）模块三：护理对象与方法

1. 护理程序

护理程序是一种有计划、系统而科学的护理工作方法，目的是确认和解决服务对象对现存或潜在健康问题的反应。护理程序包括全面评估及分析服务对象生理、心理、社会、精神、文化等方面的需要，根据需要制订并实施相应的护理计划、评价其护理效果，从而使服务对象得到完整的、适应个体需要的护理。护理程序体现了护理专业的独立性和科学性，为护理学科的发展奠定了基础。护理程序有助于引导护士在工作中作出有效判断，确认服务对象现存或潜在的健康问题，制订符合服务对象需求的护理计划，合理安排护理活动，并通过其健康状况的改变确定是否有效。培养学生在学习专业知识技能过程中形成良好的思维方法，提升专业素养，并引导学生在工作中遵循护理程序，具有规则意识，按规则办事。

2. 护理科学思维方法与决策

护理评判性思维是临床实践中常用的科学思维，是一个不断主动思考的过程。评判性思维有助于护士对各种护理问题进行正确的判断、反思、推理及决策，能够显著提高工作的科学性、合理性及实效性，促进护理专业向科学化方向发展。在科学技术迅速发展的现在，临床护理也在不断发展，培养学生在学习工作中，具有发展意识，能善于思考和反思，具备科学态度，形成护理评判性思维，具有精益求精、勇于创新精神。

3. 产程中的人文关怀

人文关怀是对于人性的关注和理解，从人的自身需求、人的欲望出发，满足人的需求，维护人的利益，从而达到对人权的基本尊重。为围产期产妇提供优质化、人性化、个性化护理是产科护理的宗旨。分娩对于产妇来说，是一个强烈而持久的应激反应,在分娩过程中使产妇感到安全、舒适、支持及信任是产程中人文关怀的重点,做好产程中的人文关怀可以为母婴健康保驾护航。引导学生意识到产程中人文关怀的重要性,培养学生的人文关怀素养。

4. 护患沟通

护患沟通是护士与病人之间的信息交流及相互作用的过程。所交流的信息与病人的护理及康复直接或间接相关,同时也包括双方的思想、感情、愿望及要求等多方面的沟通,有效的护患沟通有助于建立良好的护患关系,有助于病人的健康。博专兼备的护理知识以及娴熟的护理技术是取得病人信任的基础,因此,护士应加强对自身业务素质的培养,在满足病人护理需求的前提下,进一步满足病人对沟通的需求。引导学生意识到专业知识技能的重要性,提升专业素养,培养学生耐心、细心的品质。

5. 临终关怀相关理论

每个人都会面临生老病死,死亡是人的自然回归,临终是生命结束前的必经之路,但对人类而言无论如何都是一件重要而痛苦的事,因为它不仅意味着与亲人、家庭及整个社会的永久分离,而且在临终过程中人们会遇到难以想象的痛苦与折磨。护士只有理解临终病人的希望与失望、悲哀与丧失等心理,才能做好临终关怀。以此帮助学生树立正确的生死观,对临终病人进行护理时注重人文关怀,培养学生仁爱、尊重、同理的人文素养,强化学生专业素养。

四、课程思政实施路径

"助产学导论"课程思政实施路径见表 3 – 1。

表 3-1

"助产学导论"课程思政实施路径

课程章节（模块）	课程内容	课程思政元素	教学素材	教学实施建议	支撑专业课程思政二级指标	考核评价
模块一：助产理念与沿革	助产专业认知与发展理念	无私奉献	材料：大师：林巧稚	通过视频《大师：林巧稚》导入教学内容。林巧稚被尊称为"万婴之母"，是我国妇产科领域的开拓创新者。通过林巧稚的事迹讲解助产学的开创及发展，帮助学生建立热爱助产学专业的情感，在学生心中埋下为助产事业无私奉献的种子	2.1 人生价值	课后作业（1）：根据视频课后撰写心得体会（见表3-6）进行评分。重点考查学生的奉献精神及专业情感
	现代护理学发展历程	甘于奉献 救死扶伤	材料：南丁格尔的生平及贡献	阅读人物传记《南丁格尔传》，了解南丁格尔的生平故事，通过小组讨论总结南丁格尔的贡献。南丁格尔将一生奉献给了护理事业，是现代护理学、现代护理教育的创始人。培养学生以南丁格尔"敬佑生命、救死扶伤、甘于奉献、大爱无疆"的医者精神为指引，形成"甘于奉献、救死扶伤"医者精神的理解和感悟	2.1 人生价值 3.5 医者仁心	小组讨论（1）：通过小组讨论总结南丁格尔的贡献，小组代表汇报。根据小组讨论评价表（见表3-3）进行评分。重点考查学生对"甘于奉献、救死扶伤"医者精神的理解和感悟

续表

课程章节（模块）	课程内容	课程思政元素	教学素材	教学实施建议	支撑专业课程思政二级指标	考核评价
模块一：助产理念与沿革	南丁格尔奖	专业情感、专业自信、服务人民、奉献社会	案例：南丁格尔奖章获得者的典型事迹：王桂英	通过护理前辈王桂英的事迹引入南丁格尔奖，王桂英一生奉献给护理事业，为中国护理教育积极奔走，做出突出贡献，介绍南丁格尔奖的由来及获奖条件，由学生分组查阅资料分享南丁格尔奖获奖者的典型事迹，引导学生向护理前辈们学习，培育学生为国为民的社会责任感，塑造顽强拼搏的意志	2.1 人生价值 2.4 社会责任	小组讨论（2）：通过讨论后，小组代表汇报，根据小组讨论评价表（见表3-3）进行评价。重点考查学生对专业的认同和专业价值观以及服务意识和奉献精神
	中国护理及助产发展概况	拥护党的领导、专业自信、民族自豪感	材料：我国卫生健康事业发展统计公报①	通过材料导入人，展示近年来我国卫生健康事业发展统计公报数据。从各项数据可以看出，我国护理及助产事业近年来发展迅速，这离不开党和国家的领导和支持。引导学生认同、拥护党的领导，热爱祖国和祖国，同时使学生树立专业自信，培养学生的民族自豪感	1.1 党的领导 1.2 理想信念 2.2 民族精神	课后作业（2）：根据材料撰写学习心得，根据课后作业评价表（见表3-6）进行评分。重点考查学生对专业的认知及其政治认同和民族自豪感
	助产专业工作范畴和专业助产士角色	爱岗敬业、服务人民群众	案例：助产士的一天	通过观看视频，总结助产士一天的工作内容；教师通过讲授助产士专业工作的内涵，分析助产对象的角色，引导学生将服务对象健康放在第一位，培养学生爱岗敬业、无私奉献，做人民基层的健康的护理工作者	2.4 社会责任 5.2 医德医风	小组讨论（3）：围绕视频进行小组讨论，小组撰写讨论报告，根据小组讨论评价表（见表3-4）进行评分。重点考查学生对助产专业职业的认知和感悟 对助产理念和对助产精神的感悟

续表

课程章节（模块）	课程内容	课程思政元素	教学素材	教学实施建议	支撑专业课程思政二级指标	考核评价
	助产士专业素质要求	身心素质 法律素养 道德素养	问题：你觉得助产士应该具备哪些素质？	提出问题引发学生思考，引导学生了解助产士应具备能力素质及知识要求的专业素质要求，培养学生在助产工作中具备法律意识，明确权利和义务，依法行护，具有良好的医德医风，具备人文关怀素养，具有良好的身心素质	3.4 心理修养 4.4 依法行护 5.2 医德医风	课后作业（3）：根据问题撰写个人看法，根据课后作业评分表（见表3-6）进行评分。重点考查学生的法律意识和职业素养
模块一：助产理念与沿革	现代护理理念的基本要素	护理专业信念 护理价值观	问题：请谈一下对人、环境、健康、护理的看法	通过问题导向法引发学生思考，了解护理理念的基本要素，讲授现代护理理念，使学生深刻理解现代护理理念，探入思考护理专业在卫生保健服务体系中承担的社会责任，引导学生形成正确的护理价值观，帮助学生树立良好的专业信念	1.2 理想信念 2.1 人生价值	课后作业（4）：根据问题撰写个人看法，根据课后作业评分表（见表3-6）进行评分。重点考查学生的护理专业信念和价值观
	奥瑞姆自理理论	大胆创新、敢于创造 科学态度	案例：奥瑞姆的护理生涯	学生查阅奥瑞姆相关资料，了解奥瑞姆丰富的护理职业生涯，分析奥瑞姆自理理论的形成过程，引导学生在学习自理理论中善于发现问题、分析问题，具备善于总结反思的科学态度，培养学生探索创新的精神	2.3 时代追求 3.3 科学素养	小组讨论（4）：小组讨论后，小组代表汇报，根据小组讨论评价表（见表3-3）进行评分。重点考查学生的科学思维和创新意识

续表

课程章节（模块）	课程内容	课程思政元素	教学素材	教学实施建议	支撑专业课程思政二级指标	考核评价
模块二：助产相关理论	需要与护理	以人为本整体护理理念	案例：暖心！医护人员陪病人看夕阳	学生观看新闻报道，就观看感受进行小组讨论，教师就学生讨论结果进行总结，讲授人的基本需要。报道中医护人员陪病人看夕阳的照片，折射出对病人的人文关怀，护士的用心体现了对病人的人文理解、尊重和关爱。引导学生遵循人文精神，树立以人为中心的理念，崇尚人文关怀	3.1 人文素养	小组讨论（5）：小组撰写讨论报告，根据小组讨论评价表（见表3-4）进行评分。重点考查学生对整体护理理念和人文关怀理念的认知
	马斯洛人类基本需要层次论	自尊自爱的气节	案例：饿死不受嗟来之食	通过案例讲解马斯洛人类基本需要各层次间的关系，引导学生树立正确的荣辱观，学会自尊自爱	3.4 心理修养	课后作业（5）：根据案例撰写课后心得体会，根据课后作业评分表（见表3-6）进行评分。重点考查学生自尊自爱的修养
	文化背景对护理的影响	人文关怀具体问题具体分析	问题：思考文化对健康的影响	通过任务驱动法让学生分组查找文化影响健康的案例，讨论不同文化对健康及跨文化护理的策略，讲授文化护理的具体问题具体分析。引导学生在助产、护理过程中注重人文关怀	3.1 人文素养 3.3 科学素养	小组讨论（6）：小组撰写讨论报告，根据小组讨论评价表（见表3-4）进行评分。重点考查学生具体问题具体分析的态度和人文素养

续表

课程章节（模块）	课程内容	课程思政元素	教学素材	教学实施建议	支撑专业课程思政二级指标	考核评价
模块二：助产相关理论	生命历程中的身心发展	尊重规律 身心健康	案例：1920年，印度"狼孩"事件	通过案例分析及小组讨论，了解印度"狼孩"的经历，分析其原因。人在生长发展过程中会经历若干重要阶段，如果各阶段发展任务不能顺利完成，就会对个人身心产生不利影响。引导学生要尊重人的生长发展规律，注重健康身心的发展	3.3 科学素养 3.4 心理修养	小组讨论（7）：小组讨论后，小组代表汇报（见表3-3）进行评价。重点考查学生的科学态度和身心健康
	压力学说及其在护理中的应用	自我认同，意志坚强 爱岗敬业	案例：25小时护士的一天	通过案例，了解临床下护士的工作内容及承受的身心压力，进行小组讨论，分析引起压力的原因及应对压力的方法。培养学生无论任何都能爱岗敬业，引导学生面对压力时能自我认同，乐观向上、意志坚强、热爱生活，珍爱生命	3.4 心理修养 5.2 医德医风	小组讨论（8）：小组讨论后，小组撰写讨论报告，根据小组讨论评价表（见表3-4）进行评分；重点考查学生对压力的认知及应对方式
模块三：护理对象与方法	护理程序	专业素养 规则意识	案例：三名急诊病人：胎膜早破病人，妊娠症先兆子痫病人，先兆流产病人	通过情景模拟、小组角色扮演等方法，按照护理程序分析病人的护理问题，并给予相应护理措施解决护理问题。培养学生在学习专业知识技能过程中，形成良好的思维方法，提升专业素养，并引导学生在工作中遵循护理程序，按规则办事，具有规则意识	3.3 科学素养 4.3 遵守规则	课堂测验（1）：围绕案例课堂发布课堂测验（见表3-5）进行评价。重点考查学生的专业素养和规则意识

续表

课程章节（模块）	课程内容	课程思政元素	教学素材	教学实施建议	支撑专业课程思政二级指标	考核评价
	护理科学思维方法与决策	创新精神 护理评判性思维	材料：压疮治疗方法的进展、尿管采血气血针的发明等	在科技迅速发展的现在，临床护理也在不断发展。通过搜集临床常用护理方法及护理器械、材料等进行改进，分析搜集相关文献资料，进行小组讨论，探讨改进的原因和契机。培养学生在学习工作中，能善于思考和反思，具备科学态度，形成护理评判性思维，具有创新创新精神，精益求精，勇于创新	2.3 时代追求 3.3 科学素养	小组讨论（9）：小组讨论后，小组代表汇报，根据小组讨论评价表（见表3-3）进行评分。重点考查学生的科学思维和创新意识
模块三：护理对象与方法	产程中的人文关怀	人文关怀	案例：郑州暴雨，医护人员打着备用灯接生	学生通过角色扮演完成案例的情景模拟，角色扮演过程中能在暴雨后医院停电的特殊情况下，根据产妇内心恐惧的状态做好人文关怀。培养学生助产过程中的人文关怀理念	3.1 人文素养	课后作业（6）：根据案例撰写心得体会，根据课后作业评分表（见表3-6）进行评分。重点考查学生的人文关怀理念
	护患沟通	专业素养 耐心、细心	案例：34岁孕妇因胎儿宫内窘迫处死胎腹产，病人处于抑郁状态，护士应如何做？	通过情景模拟，案例分析，分组角色扮演等方法，分析临床护理工作中与服务对象沟通的技巧，使学生意识到专业知识技能的重要性，提升专业素养；培养学生耐心、细心的品质	4.4 依法行护 5.2 医德医风 5.4 个人品德	课堂测验（2）：围绕案例发布课堂测验，根据案例课堂测验评分表（见表3-5）进行评分。重点考查学生的专业素养和个人品质

续表

课程章节（模块）	课程内容	课程思政元素	教学素材	教学实施建议	支撑专业课程思政二级指标	考核评价
模块三：护理对象与方法	临终关怀相关理论	尊重、同理心，正确的生死观	问题：如何让每个病人带着微笑、有尊严地离开这个世界？材料：临终关怀相关文章	提出问题，引发学生思考，通过阅读临终关怀相关文章、对生死观如何选择？了解临终病人心理活动。帮助学生树立正确的生死观，培养仁爱、尊重、同理人文关怀的人文素养，对临终病人注重人文关怀	3.1 人文素养 3.4 心理修养	小组讨论（10）：小组讨论后，小组撰写讨论报告，根据小组讨论评价表（见表3~4）进行评分。重点考查学生对生命和死亡的认知及人文素养

注：①http：//zs. kaipuyun. cn/。

五、考核评价

根据"助产学导论"课程思政教育教学实施路径中考核评价栏目规定的考核方式,过程性评价与终结性评价相结合,采用多元化考核评价方式,注重学生思想动态变化。

(一) 过程性评价

1. 评价形式

评价形式(分数及占比)如表 3 - 2 所示。

表 3 - 2   评价形式表

评价形式	小组讨论	课堂测验	课后作业
数量	10	2	6
占比	50%	20%	30%

2. 评价标准

小组讨论。方式一:小组讨论,小组代表汇报。组内学生自评占20%,学生互评30%;全体学生评价小组代表汇报情况20%;教师评价小组代表汇报情况占30%。小组代表汇报成绩作为小组成员成绩。适用于小组讨论(1)(2)(4)(7)(9)。

表 3 - 3   小组讨论评分表(1)

项目	主题突出	思路清晰	价值正向	领悟深刻	备注
权重	0.3	0.2	0.3	0.2	

小组讨论。方式二:小组讨论,小组撰写讨论报告。组内学生自评占30%,学生互评占40%,教师评价小组报告撰写情况占30%。小组报告成绩作为小组成员成绩。适用于小组讨论(3)(5)(6)(8)(10)。

表3-4 小组讨论评分表 (2)

项目	主题突出	逻辑分析	价值领悟	沟通合作	备注
权重	0.3	0.2	0.3	0.2	

课堂测验。本课程过程性评价中，课堂测验共2个，每份课堂作业满分100分，通过"学习通"记录学生成绩。课堂测验包括专业知识测试题和开放型测试题，专业知识测试题中客观题由"学习通"自动评判，主观题和开放型试题由教师评价，考查学生的作答是否价值正向，情感、思想健康，符合题意，是否有深刻、丰富的内涵，开放型试题旨在激发学生自我表达能力和想象力，培养综合能力强的应用型人才。适用于所有课堂测验。

表3-5 课堂测验评分表

项目	测验完成	知识掌握	知识运用	价值正向	备注
权重	0.2	0.2	0.3	0.3	

课后作业。本课程过程性评价中，课后作业共6个，课后作业根据学生完成情况由任课教师综合评定，采用百分制赋分。适用于所有课后作业。

表3-6 课后作业评分表

项目	作业完成	知识掌握	知识运用	价值领悟	备注
权重	0.2	0.2	0.2	0.4	

（二）终结性评价

本课程采取统一命题、闭卷考试的终结性考核方式。考核内容既要考查学生专业知识掌握和综合应用情况，又要考查学生"敬佑生命、救死扶伤、甘于奉献、大爱无疆"的医者精神的养成情况，文化自信、专业价值观、专业情感的形成情况，护理评判性思维、严谨求实的工作作风、探索创新的价值取向、慎独的专业态度的养成情况以及自尊自爱、自我认同、乐观向上、意志坚强、热爱生活、珍爱生命品质的养成情况。

第四章

"基础护理学"课程思政教学设计

一、课程基本情况

"基础护理学"是助产学专业的一门专业核心课程，是研究护理学基本理论、基本知识、基本技能的课程，共 104 学时，6.5 学分，其中理论 52 学时，实训 52 学时。

通过本课程学习，使学生熟悉常用护理技术的应用范围，掌握出入院护理、住院环境、生活护理、对症处理、药疗技术、危重病人护理等基本知识，掌握生活护理、无菌与隔离技术、插管技术、药疗技术等基本技能，具备分析问题、解决护理工作问题的能力，重点培养学生的综合能力，为日后助产专业学习和职业生涯发展奠定坚实的专业信念、知识和技能基础。

二、课程思政目标

本课程围绕助产学专业育人目标，结合课程特点，本课程注重知识传授、能力培养与价值塑造的统一，在思政教育上要达到以下目标：

（1）结合保护具的使用、护士职业防护等知识，引起学生共鸣，引导学生树立文化自信，激发其民族自豪感及奉献社会意识，培养政治认同。

（2）结合隔离技术、卧位、病区交班报告的书写等知识，培养学生严谨的工作态度，求真务实、勇于创新的时代精神，厚植家国情怀。

（3）结合护理级别、卧位、血压的测量等知识，引导学生能运用所学知识及评判性思维，解决健康问题，培养学生的职业素质，提升文化素养。

（4）结合压疮的护理、给药原则、注射原则等知识，引导学生建立规则意识，培养学生遵守三查七对、无菌原则等医疗规则，增强法治意识。

（5）结合血压的测量、体温单的绘制、药液抽吸等知识，引导学生求真务实，遵循职业道德规范，培养学生"慎独"的职业作风，加强道德修养。

三、课程内容与思政元素

（一）模块一：医院环境

1. 保护具的使用

针对病人的安全所使用的保护具是用来限制病人身体某部位的活动，以达到维护病人安全与治疗效果的各种器具。临床护理工作中，在病人或病人家属知情同意前提下，给予约束带，采取一定的制动保护措施，可以达到防止发生坠床、撞伤、抓伤等意外，同时确保治疗、护理工作顺利进行的目的。约束带为临床常用保护具，从开始问世至今临床上使用约束带，经历了不断地更新换代，技术创新功不可没。结合约束带的相关知识，可以看出中华民族是一个创新的民族，增强学生的文化自信和民族自豪感。

2. 护士职业防护

护理工作环境是治疗与护理病人的场所，在为病人提供各项检查、治疗和护理的过程中，护士可能会受到各种各样的职业性有害因素的伤害，特别是传染性疾病相关科室，护士时刻面临职业有害因素，因此，护士应具备对各种职业性有害因素的认识、处理及防范的基本知识和能力，以减少职业伤害的发生，保护自身安全，维护自身健康。结合护士职业防护内容，使学生深刻体会职业防护的重要性，激发学生专业学习热情。结合我国在传染病防治中因职业防护到位取得的成就，引起学生共鸣，树立文化自信。

3. 医院感染的原因

医院感染的发生与个体自身的免疫功能状况、现代诊疗技术的应用和医院环境等密切相关。南丁格尔曾经说过"最重要的，医院不能给病人带来伤害"，若病人在住院期间发生感染，势必会增加病人的痛苦及医务人员工作量，降低病床周转率，还给病人及社会造成重大的经济损失。护士是临床护理工作的具体执行者，在工作中要严格遵守医院感染预防与控制制度，防止医院感染的发生。结合医院感染相关知识，使学生认识到在工作中要严格遵守相关制度，树立严谨认真、一丝不苟的科学工作态度，严格遵守职业道德规范，培养严谨求实的科学素养。

4. 隔离技术

隔离技术，是将传染源和高度易感人群安置在指定地点和特殊环境中，暂时避免和周围人群接触，防止病原微生物在病人、工作人员及媒介物中扩散的技术。隔离技术是预防医院感染的重要措施之一，在隔离工作中护理人员应自觉遵守隔离制度，严格遵循隔离原则，认真执行隔离技术，同时应加强隔离知识教育，使出入医院的所有人员均能理解隔离的意义并能主动配合医院隔离管理制度。护理人员在隔离技术的实施及医院感染的预防中发挥了举足轻重的作用，特别是传染病流行期间，医护人员为了人民群众的生命安全，坚守工作岗位、舍生忘死、无私奉献，引导学生弘扬无私奉献的工作精神。隔离技术实施时，会借助不同的防护用具，防护用具自问世至今，经历了革新发展，通过隔离器械的更新，激发学生勇于实践，敢于创造的精神；结合传染病防控所采取隔离措施，引导学生严格遵守职业道德规范，培养科学素养。

(二) 模块二：出入院护理

1. 护理级别

分级护理是根据对病人病情的轻、重、缓、急及病人自理能力的评估给予不同级别的护理，可分为特级护理、一级护理、二级护理、三级护理，每个级别的护理巡视病人的时间要求不同，要求护理人员工作中能够根据要求按时巡视、护理病人，观察并记录病人病情变化，给予适宜的护理措施。

根据护理级别相关知识，护理人员应根据病人实际情况为其提供相应级别护理，同时在为病人实施护理时应真正体现以病人为中心，树立以人为本的理念，培养学生人文素养。

2. 铺备用床

铺备用床的目的是保持病室清洁，准备迎接新病人。床面整洁、平整是促进病人舒适、预防压疮的重要措施。护理人员工作中要为新入院病人准备备用床，铺床过程中应遵循节力原则，姿势正确，动作轻巧平稳、避免尘埃飞扬。铺好的备用床应舒适、安全、整洁、耐用。通过铺备用床，引导学生不怕苦、不怕累的专业素养，培养学生的敬业精神。

3. 卧位

不正确的姿势和卧位是引起身体不适的原因之一。适当地安置病人，维持正确的姿势和卧位，不仅可以使病人感到舒适，而且还可以预防长期卧床造成的各种并发症。因此在临床护理工作中，护理人员应根据病人的病情为其安置适宜的卧位，成员协作进行，动作轻稳，协调一致，不可拖拉，以免损伤皮肤，注意保暖，体现爱伤观念，培养学生的人文素养及协作精神。

4. 体温计的种类

正确测量体温能够监测体温变化，分析热型及伴随症状，协助诊断，为预防、治疗、康复和护理提供依据。测量体温时使用的体温计最早在 16 世纪由伽利略发明，自体温计问世至今，人们先后改进、发明了形式多样的体温计，如水银体温计、电子体温计、红外线体温计（额温计、耳温计）等，科技赋能医疗发展，技术推动健康进步，以此培养学生开拓创新的时代追求及精益求精的医者精神。

5. 血压的测量

血压测量是临床常用技能。通过动态监测血压变化，间接了解循环系统的功能状况，协助诊断，为预防、治疗、康复及护理提供依据。血压测量时常使用水银血压计，需配合听诊器方可正确测量，温度较低时，医护人员在为病人测量血压前，会把冰凉的听诊器胸件在手中温热后再接触病人，以免冰凉的胸件让病人感到不舒适，体现以病人为中心的原则，树立以人为中心的理念，培养学生的专业素养及人文素养。

6. 体温单的绘制

体温单的绘制是将测量体温、脉搏、呼吸和血压等所获结果，按要求记录于体温单上，将其放于病历首页，便于查阅。临床护理工作中，护理人员要耐心细致地收集资料，防止遗漏，收集资料时要语言柔和，动作轻柔，保护病人隐私，为不同病人收集资料时，要分析收集资料方法的差异，应用适宜的方法收集资料后绘制体温单。结合资料收集过程，培养学生的人文素养；结合体温单的绘制，培养学生严谨求实的科学素养。

7. 病区交班报告的书写

病区交班报告是由值班护士书写的书面交班报告，其内容为值班期间病区的情况及病人病情的动态变化。通过阅读病区交班报告，接班护士可全面掌握整个病区的病人情况、明确需继续观察的问题和实施的护理措施。撰写交班报告时，应全面真实、简明扼要、重点突出，符合交班报告书写范式及规定。结合目前临床使用电子病历，提高了护理工作效率，体现了技术进步。书写交班报告时，要求学生按照规定书写交班报告，启发规则意识，培养专业素养；激发学生开拓创新，勇于实践，实现人生价值。

（三）模块三：生活护理

1. 头发护理

关爱病人，做好病人清洁护理是护理工作者应具备的职业素养。病人的清洁护理包括口腔、皮肤、头发等方面，住院病人特别是无生活自理能力的病人，因自理能力受限，其清洁卫生无法自身满足，此时为病人进行清洁卫生护理显得尤为重要。头发护理是个体日常卫生护理的重要内容之一。有效的头发护理可维持良好的外观，维护个人形象、保持良好心态及增强自信；且梳理和清洁头发，可清除头皮屑和灰尘，保持头发清洁，减少感染机会。同时，梳头可按摩头皮，促进头部血液循环，增加上皮细胞营养，促进头发生长。对于病情较重、完成头发自我护理受限的病人，护士应予以适当协助。护士在为病人进行头发护理时应秉承护理先辈不怕脏、不怕累、爱岗敬业的精神，培养学生专业素养。

2. 口腔护理

自 2011 年护理学成为一级学科后，护理学相关理论及研究也如火如荼地发展开来。诸多护理人员及学者通过自身实践进行相关研究，推动了护理事业的发展。口腔护理也不例外，自口腔护理出现至今，在口腔护理方法、口腔护理液种类、口腔护理器械等方面都有了长足发展，这些成就的取得是医护工作者团队协作、共同努力的结果，结合本部分内容，培养学生的团队合作意识及创新意识。

3. 压疮的护理

压疮是长期卧床病人或躯体移动障碍病人皮肤易出现的最严重问题，一旦发生，不仅给病人带来痛苦，加重病情及延长疾病康复时间，严重时还会因继发感染引起败血症而危及生命，因此必须加强病人皮肤护理，预防和减少压疮发生。体位变换可间歇性解除压力或使压力再分布，避免局部组织长期受压，从而减轻受压程度，护理人员在为卧床病人变换卧位时，应遵循节力原则，翻身频率需根据病人的组织耐受度、移动和活动能力、病情以及皮肤状况而定。变换体位时需掌握翻身技巧或借助辅助装置，避免推、拉、拖等动作，动作轻柔、平稳，避免皮肤受摩擦力和剪切力的作用而产生压疮，引导学生按照操作规程正确为病人实施翻身预防压疮产生，遵守规则，培养其科学素养。

4. 关节活动度练习

活动对于病人意义重大，若病人长时间卧床，不能活动，则可能出现诸多并发症，如骨质疏松、关节僵硬、肌肉萎缩、便秘、尿潴留等，故护理人员应为不能自主活动的病人定时进行活动，防止并发症产生。在为病人实施活动时，关节活动度练习是常用方法，通过全范围关节活动度练习，可以维持关节活动度，预防关节僵硬、粘连和挛缩，恢复关节功能。在为病人实施全范围关节活动度练习时，护理人员应动作轻稳，注意保暖及保护病人隐私，引导学生树立人为中心的理念，培养人文素养。

5. 饮食与营养的评估

护士通过对人体有关部位测量，达到根据个体的生长发育情况了解其营养状况的目的。临床较常用的反应营养状况的指标是身高、体重等。体重是综合反映生长发育及营养状况的最重要的指标之一，测得体重与标准体重比较，可获悉病人是否存在营养不良，肥胖为常见营养不良性疾病。全球每年因肥胖有关的总死亡人数逐年增加，有效科学地减肥可有效控制高血压、糖尿病等慢性病的发生。科学减肥方法也不断更新，从最初的运动、节食，到现在的瑜伽、哥本哈根减肥食谱减肥法等，推动了科学减肥及人类健康水平的进步，以此培养学生的科学素养及创新意识。

6. 鼻饲术

我国护理事业在护理学者和护理人员的不断努力下，发展蒸蒸日上，关于鼻饲术的新进展，在鼻饲管的选择、鼻饲贴、鼻饲液、胃管的放置、证实胃管位置的方法、检查病人对鼻饲的耐受性、鼻饲时病人的体位、鼻饲的速度和量等方面都取得长足的进步。引导学生思考基础护理技术的进步对于护理质量的提升具有重要作用，在日后护理工作中应善于发现问题，敢于质疑，并尝试去解决问题，逐步形成评判性思维及创新意识。

7. 尿潴留病人的护理

当病人出现尿潴留时，护理人员可采取调整体位和姿势，诱导排尿，心理护理等措施，除此以外，还可为病人实施导尿术。导尿术是由我国唐代著名医药学家孙思邈发明，他在世界范围内首次使用葱管为急性尿潴留病人实施导尿术，解除病人痛苦，通过孙思邈发明导尿术，使学生树立对祖国医学的自信，对优秀传统文化的认可，建立民族自豪感。

8. 导尿术

导尿术是将导尿管经尿道插入膀胱引出尿液的方法。常用于尿潴留病人、协助临床诊断、为膀胱肿瘤病人进行化疗等。导尿术自使用至今，在导尿管种类、导尿途径、对导尿困难者的导尿技巧、尿管时间等方面不断推进发展，以此激发同学们创新意识，培养开拓创新、严谨求实科学素养。

9. 便秘病人的护理

临床护理工作中，可以通过腹部环形按摩，提供适当的排便姿势、环境，使用简易通便剂等措施缓解便秘病人痛苦，若上述护理措施仍不能缓解病人痛苦，即可为病人实施灌肠术。灌肠术由我国东汉著名医学家张仲景发明，世界记载最早，以此涵养家国情怀，培养学生求真务实、勇于创新的时代精神。

10. 灌肠术

灌肠术是将一定量的液体由肛门经直肠灌入结肠，以帮助病人清洁肠道、排便、排气或由肠道供给药物，以达到确定诊断和治疗目的的技术。根据灌肠目的可分为保留灌肠和不保留灌肠。临床护理工作中，护理人员要根据病人实际情况遵医嘱为病人实施相应灌肠术，实施过程中，要保护病人隐私，体现爱伤观念，培养学生的科学素养及人文素养。

（四）模块四：对症护理

1. 热疗法

热疗法是临床常用的物理治疗方法，从开始使用至今历经了多次更新换代，同时在生活中也经常有应用热疗法的场景，如果冷热使用不恰当，会产生继发效应。在日常工作中我们要了解热疗法的目的和禁忌证。在热疗过程中，需要护士体恤病人的感觉及需求，彰显人文关怀，培养学生关爱病人的人文素养。经过历次热疗法的更新换代，从近火取暖发展到目前红外线鹅颈灯的使用，引导学生认识到创新给病人带来的福祉，意识到技术创新的重要性，从而培养将理论知识应用于创新实践的能力，以实现人生价值。

2. 冷疗法

冷疗法是指通过对病人的患病处通过冷刺激的方法降低该部位的温度，促使相应部位的血管收缩、从而降低血液流速及新陈代谢的医疗方法。冷疗法的首要目的在于减轻疼痛，最终目的在于治疗疾病。护理人员要了解冷疗法的适应范围、目的和禁忌证，能够将冷疗法正确应用于临床，减轻病人病痛，体现责任担当，培养学生坚持不懈的学习态度，树立责任担当意识。

3. 疼痛病人的护理

疼痛被世界卫生组织列为"第五大生命体征"，疼痛不仅使病人饱受折磨，降低住院体验，还可能延迟病人康复，增加住院天数及住院费用，导致医疗资源浪费，加重社会负担。消除疼痛不仅是病人应享有的基本权利，更是护理人员的责任，护士应掌握疼痛的相关理论知识，才能对疼痛病人实施有效的疼痛管理。通过了解疼痛护理在护理理念、护理措施、新技术应用等方面取得的新进展，引导学生意识到创新对于促进人类健康事业发展的重要性；结合疼痛护理，培养学生的爱伤观念，激发社会责任感。

4. 标本采集

标本采集是指根据检验项目要求采集病人的血液、体液（如胸腔积液、腹水）、排泄物（如尿、粪）、分泌物（如痰、鼻咽部分泌物）、呕吐物和脱落细胞（如食管、阴道）等标本，通过物理、化学或生物学的实验室检查技术和方法进行检验，作为疾病的判断、治疗、预防以及药物监测、健康状况评估等的重要依据。标本检验结果正确与否直接影响到对病人疾病的诊

断、治疗和抢救，而高质量的标本采集是获得准确而可靠的检验结果的首要
环节，因此护士应该掌握正确的标本采集方法。咽拭子标本采集，是从病人
咽部和扁桃体采集分泌物作细菌培养或病毒分离，以协助诊断。护士在为病
人进行咽拭子采集时，应动作轻柔，以减轻病人的不适，体现爱伤观念，培
养学生的人文素养。呼吸道途径传染病流行期间，采集咽拭子有极大被感染
的可能，作为白衣天使的护士，不畏风险、坚守工作岗位的精神值得我们学
习，培养学生的社会责任感。

（五）模块五：药疗技术

1. 给药原则

护士是各种药物治疗的实施者，也是用药过程的监护者，要做到合理、
准确、安全、有效给药，必须遵循给药原则。实施给药时，护士必须严格遵
医嘱，不得擅自篡改医嘱，若有疑问，应核实无误后方可给药；需严格执行
三查七对制度，目前临床广泛使用 PDA（医疗手持终端）核对病人，属于
基础护理技术革新，培养学生的创新意识；合理掌握给药时间、方法，药物
备好后及时分发使用，避免久置引起药物污染或药效降低；用药后要注意观
察药物疗效和不良反应等，以培养学生的规则意识。

2. 口服给药

口服给药是临床上最常用、方便、经济、安全适用范围广的给药方法。
通过口服给药，达到减轻症状、治疗疾病、维持正常生理功能、协助诊断、
预防疾病的目的。脊髓灰质炎减毒活疫苗糖丸即为口服途径给药。糖丸的问
世要归功于"脊髓灰质炎疫苗之父"顾方舟及他的团队，这颗糖丸里头包
裹着他们几十年的心血、热血，包裹着他们无数不眠之夜、无数一言难尽的
艰辛、无数如履薄冰的冒险、无数开拓和探索以及他们以身试药的奉献精
神。引导学生思考科学事业发展所需心理修养，培养学生社会责任感。

3. 注射原则

注射原则是实施各种注射法时必须遵循的原则，内容包括严格执行查对
制度，严格遵守无菌操作原则，严格执行消毒隔离制度，选择合适的注射器
及针头，选择合适的注射部位，注射药物现配现用等。实施注射时护理人员
必须严格遵循注射原则，养成规则意识；同时应熟悉减轻注射疼痛的新进

展，掌握各种减轻疼痛技术及技巧，以减轻注射疼痛，提高病人对护理服务的满意度。通过了解减轻病人疼痛新进展，培养学生的创新意识。

4. 药液抽吸

药液抽吸是实施注射给药的基础。严格按照操作规则和手法进行药液抽吸是注射给药的重要保障。药液抽吸时，护理人员应严格遵循注射原则，按照正确的药液抽吸方法进行，注射器针头及活塞等无菌部位在药液抽吸时做到不污染，污染后应及时更换，引导学生养成"慎独"的职业作风，培养学生科学严谨的工作态度及认真负责的专业素养及职业道德。

5. 青霉素概述

1928 年英国细菌学家弗莱明由于一次幸运的过失发现了世界上第一种抗生素——青霉素。青霉素是一种高效、低毒、临床应用广泛的广谱抗生素。它的研制成功大大增强了人类抵抗细菌性感染的能力，带动了抗生素家族的诞生。它的出现开创了用抗生素治疗疾病的新纪元，增强了人类治疗感染性疾病的能力，提高了人类的生命质量。结合青霉素的发现过程，培养学生的专业素养，使学生认识到科学工作坚持不懈、未雨绸缪的重要性，从而培养学生的科学精神和社会责任感。

6. 青霉素皮试液的配制

青霉素是一种高效、低毒、临床应用广泛的广谱抗生素，因人群中有 3%~6% 病人对青霉素过敏，故使用该品前护士必须先配制好青霉素皮试液，进行皮内试验，皮试结果为阴性方可用药。青霉素皮试液的浓度，也经历了不断发展，按照"中华人民共和国药典临床用药须知"的要求，青霉素皮试液常用浓度为每毫升含 500 单位的青霉素，临床常用的还有 200U/ml、400U/ml 的青霉素皮试液，目前国内还有成熟应用多年的青霉素皮试剂供应用，每瓶含青霉素钠 2500U，使用该瓶仅需一次稀释，不仅可以节约操作的时间，还可以减少工作量，且避免因多步稀释可能导致的计量误差、污染以及由此导致了假阳性、假阴性的结果，以此启发学生探求完成任务的途径，以唤起他们强烈的求知欲，激发学生的创新意识、培养协作精神及开拓创新的职业素养。

7. 皮内注射法

皮内注射法操作中要严格执行查对制度和无菌操作制度，在药物过敏试验前应详细了解病人的用药情况、过敏史等信息，同时要备好急救药品以防发生意外；皮试结束后的宣教要有效；对于皮试结果的，要判断准确。在实施皮内注射时，护理人员要严格遵循无菌原则及查对制度，真实有效地进行护患沟通，操作中体现人文关怀，逐步建立人文关怀理念；引导学生学会整合知识和灵活运用知识的方法，培养学生专业素养。

8. 青霉素过敏性休克处理

青霉素过敏性休克属于速发型变态反应，是青霉素过敏反应中最严重、较常见的反应。过敏性休克发生一般极为迅速，病人病情比较危急，如不及时治疗，可因心脏骤停、窒息导致死亡。故一旦发生青霉素过敏性休克，医护人员应及时发现并立即采取抢救措施，如停药平卧，遵医嘱用药，氧气吸入，心肺复苏，心理护理等，医护人员通力合作，挽救病人生命。结合青霉素过敏性休克病人的处理过程，引导学生感知抢救成功后的专业认同感及责任感，提高学生综合知识运用能力和临床思维能力，同时使学生意识到治病救人要具备高度的责任心、掌握精湛的技术和扎实的知识，培养学生团队协作意识及人文素养。

9. 皮下注射法

皮下注射法是将少量药液或生物制剂注入皮下组织的方法。常用于注入小剂量药物注射、预防接种等。临床抢救心脏骤停或青霉素过敏性休克时，首选抢救药物盐酸肾上腺素即为皮下注射，实施急救时，护理人员应争分夺秒，正确为病人实施皮下注射，挽救病人生命，体现专业素养，结合皮下注射实施时应遵守的无菌原则及查对制度，培养学生的规则意识。

10. 无痛肌内注射技术

实施肌内注射时，护士均应掌握无痛注射的技巧，如"两快一慢伴匀速"、转移病人注意力等措施，以减轻病人疼痛，彰显人文关怀。除此以外，科学家研发出一种没有针头的注射器，此项发明是由新西兰的奥克兰生物工程研究院和美国麻省理工学院的专家共同完成，此无针"针筒"是一高速高压喷射器，在通电时，喷射器的内部会产生强大的助推力，以极快的速度（几乎接近空气中的音速）将药物通过一个小喷嘴喷射出来，透过皮肤注入人体体内。此种注射器所使用小喷嘴比蚊子的"尖嘴"尚要纤细，大大减轻了注射疼痛。引导学生思考基础护理技术进步所需素质，培养学生的创新思维、人文素养和科学素养。

11. 静脉输液

静脉输液是临床上用于纠正人体水、电解质及酸碱平衡失调，恢复内环境稳定并维持机体正常生理功能的重要治疗措施。作为护理人员，应准确运用静脉输液相关知识，熟练掌握静脉输液操作技术，使病人获得安全、有效的治疗，促进病人康复。在静脉输液过程中，护理人员要掌握静脉输液穿刺技巧，提高静脉输液穿刺成功率；若天气寒冷时可先用热毛巾或热水袋热敷局部，使血管充盈，再进行静脉输液。通过将静脉输液时规范操作和对病人的关爱有机结合，激发专业情感，注重人文关怀，以此培养学生人文素养，提升专业素养。

12. 输液反应

常见输液反应包括发热反应、循环负荷过重反应、静脉炎、空气栓塞等。输液过程中，护理人员应严密观察，熟悉各种输液反应的临床表现，并做好预防与护理工作。输液过程中，病人一旦出现异常表现，应能根据临床表现，确定其输液反应类型，并配合医生进行处理。结合输液反应的发现及处理，使学生认识到工作严谨细致的重要性，培养慎独精神，树立关爱意识，培养学生的专业素养、人文素养及协作精神。

13. 静脉输血

静脉输血是临床上一项重要的抢救和治疗措施，是将全血或成分血如血浆、红细胞、白细胞或血小板等通过静脉输入体内的方法。及时、准确地为病人进行输血能够挽救病人生命。目前临床上使用血液多为献血所得，研究证实，定期献血可预防心脑血管疾病，提高造血功能，降低血脂。因此，作为医学生的我们，若健康状况允许，应积极响应国家号召，无偿献血。通过无偿献血，引导学生厚植爱国爱民的高尚情怀及乐于奉献的社会责任感。

（六）模块六：危重病人护理

1. 危重病人管理

危重症病人是指病情严重，随时可发生生命危险的病人，这些病人通常患有多脏器功能不全，病情重且复杂，病情变化快，随时会有生命危险，故需严密连续的病情观察和全面的监测与治疗。危重症病人的特点是病情严重,病情变化快,随时可能出现危及生命的征象,病人生命安全随时受到威胁,加之病人及其家属缺乏医疗知识,容易出现恐惧不安、焦虑烦躁等负性情绪,配合能力有限,护理难度大,医疗纠纷发生率高,死亡率高,因此,要求护士必须准确掌握心肺复苏、吸氧、洗胃等基本抢救技术,并能准确、及时进行病情观察和评估,熟悉抢救流程,与医疗团队配合,保证抢救工作有效进行。结合危重病人管理,引导学生要树立积极的学习观,掌握精湛的技术,将来为人类健康保驾护航,最终培养学生的社会责任感和严谨求实的科学素养。

2. 危重病人护理

在对危重病人进行护理时,要求护士准确掌握各项技能、密切监测病情变化,针对复杂的病情,能够结合马斯洛的基本需要论分析护理要点,尊重病人权利,保护病人的自尊和隐私,及时鼓励、安慰和疏导病人,解释说明各种抢救措施的目的,并及时提供心理护理。结合危重病人护理,培养学生利用所学知识解决实际问题的科学素养和以人为本的人文素养。

3. 洗胃法

农药中毒是发展中国家重大公共卫生问题,我国是农药使用大国,若管理不当,出现误服或自服,会对人体健康和生命安全产生严重影响。病人误服或服用有毒物质后,可以通过洗胃清除胃内容物以减少毒物吸收。一般服毒后 4~6 小时洗胃最有效。百草枯对人畜具有很强毒性,误服或自服可引起急性中毒,已成为农药中毒致死事件的常见病因,我国目前在治疗百草枯中毒方面已取得长足发展,以此引导学生为中国医学事业飞速发展贡献自己的力量,树立强烈的民族自豪感和职业价值感,并且引导学生不向生活低头,珍爱生命,培养坚强意识和勇往直前的精神。

4. 临终关怀的发展

随着社会的进步与医学水平的提高,人们越来越关注疾病对濒死者及其家属负性情绪和生活质量的影响。临终关怀是一种多学科综合性医疗服务,旨在缓解临终病人及其家属生理、心理伤痛并使其坦然面对死亡。临终关怀是实现人生临终健康的一种重要方式,也是医学人道主义精神的具体体现。1988 年,天津成立首家临终关怀机构——天津医学临终关怀研究中心。历经 30 多年艰辛曲折的探索,临终关怀在我国得到越来越多的理解和支持,并取得了一定成果。通过学习此部分，培养学生树立敬佑生命、甘于奉献的职业精神，结合我国临终关怀机构发展，引导学生思考临终关怀事业发展对于促进中国和谐社会发展的意义，培养学生勇于创新、奋勇争先的时代精神。

5. 临终病人及家属的护理

对临终病人及家属的护理，应体现出护理的关怀和照顾，用护士的责任心、爱心、细心、耐心、同情心，以尊重生命、尊重病人的尊严及权利为宗旨，了解病人和家属的需求，并给予满足，营造和谐的环境，使临终病人和家属获得帮助和支持。对临终病人及家属进行护理时，应树立生命全周期、健康全过程的大健康观，提高病人的生命质量，使病人宁静地面对死亡，同时注重对家属的人文关怀，培养人文素养及专业素养。

四、课程思政实施路径

"基础护理学"课程思政实施路径见表 4 − 1。

表 4 – 1　"基础护理学"课程思政实施路径

课程章节（模块）	课程内容	课程思政元素	教学素材	教学实施建议	支撑专业课程思政二级指标	考核评价
模块一：医院环境	保护具的使用	民族自豪感奉献社会	案例：高热躁动病人护理	通过案例，讲述护理高热躁动病人时所采取的护理措施，在遵医嘱采取降温措施同时要针对其躁动，可以使用约束带采取一定的制动措施。通过给学生展示不同时代的约束带，展现护理器械和民族自豪感，积极地投身到护理行业中，为经济社会发展做贡献	1.3 文化自信 2.4 社会责任	课后作业（1）：请结合约束带使用发展进程，撰写不少于 500 字的作业，谈谈护理专业的创新精神和自己的理想追求。根据课后作业（见表 4 – 5）进行评价，重点考查学生的社会责任感
	护士职业防护	民族自豪感奉献社会	材料：防护没有诀窍，一切都是规范动作	教师通过视频 "防护没有诀窍，一切都是规范动作" 导入，讲解零感染背后，我们护士人员时刻绷紧的神经，滴水不漏的防护，是他们被口罩勒红的脸。注意做好职业防护。作为医务人员，是破皮的手。作为医务人员，要求学生分组搜集传染病防治中先进事迹新闻报道，进行分享，让学生深刻体会到职业防护的重要性及护理人员奉献精神，激发学生专业学习热情，结合我国传染病防治取得的成就，引起学生共鸣，引导学生树立文化自信	1.3 文化自信 2.4 社会责任	小组讨论（1）：围绕案例开展小组讨论，组长进行讨论汇报，根据小组讨论评分表（见表 4 – 3）进行评分，重点考查认识、重要性的认识，树立社会自信文化，强调社会责任

续表

课程章节（模块）	课程内容	课程思政元素	教学素材	教学实施建议	支撑专业课程思政二级指标	考核评价
模块一：医院环境	医院感染的原因	严谨求实道德素养	材料：南丁格尔带领护理人员使克里米亚战争死亡率从42%降至2.2%	由战争死亡率从42%降至2.2%导入，引导学生查阅文献，分组讨论死亡率下降原因，教师总结采取的措施包括整理医院环境、改善环境卫生、清除积秽、消灭虫害、加强伤员营养、用消毒物品清洗伤员伤口等。引导学生思考护士是临床护理工作中的具体执行者，要甘于奉献，具备科学思维能力，一丝不苟的工作态度，树立严谨认真，严格遵守职业道德规范，培养严谨求实的科学精神	3.3 科学素养 3.4 心理修养	课堂测验（1）：以预防和控制医院感染为题，展开课堂测试题，展开课堂测验评分表进行评价，专业知识测试题重点考查学生对医院感染的认知程度，设置开放式测试题，重点考查学生的科学素养及心理修养
	隔离病技术	大胆创新、敢于创造 职业道德	材料：传染病防治中，身穿防护服的护士长	教师通过视频"传染病防治中，身穿防护服的护士长"导入，视频中护士长穿着隔离衣上岗，所以从早上开始到进病房的几个小时里，她都尽量不喝水，她用自己的实际行动践行了社会责任与使命。引导学生为了人民群众的生命安全，应该有这种无私奉献的工作精神；展示不同时期所采用的隔离衣、防护服、护目镜等的不同，引导同学们思考隔离技术的更新换代所需使用隔离衣及隔离措施的更新换代，敢于创造的实践，引导学生勇于实践，引导学生严格遵守职业道德规范，结合传染病防控，培养科学素养	2.3 时代追求 3.3 科学素养	小组讨论（2）：围绕案例开展小组讨论，组长汇报，根据小组讨论评分表（见表4-3）进行评分，重点考查学生的时代追求及科学素养

续表

课程章节（模块）	课程内容	课程思政元素	教学素材	教学实施建议	支撑专业课程思政二级指标	考核评价
	护理级别	以人为本、评判性思维	案例：糖尿病截肢病人的护理	教师通过案例"糖尿病截肢术后病人的护理级别"导入，学生分组讨论案例中病人术后不同时期的护理级别，在不同阶段，教师点评即使护理同一病人也不尽相同，使用的评判性思维，引导学生在为病人实施护理时应真正体现以病人为中心、树立以人为本的理念，培养学生人文素养	3.1 人文素养 3.3 科学素养	课堂测验（2）：就护理级别等知识点布置课堂测验，根据课程测验评分表（见表4-4）进行评价，重点考查学生对护理级别的确认及相应级别的掌握程度，就出入院型护理布置开放型题目考查学生的科学素养及人文素养
模块二：出入院护理	铺备用床	精益求精、敬业精神	材料：技能比赛获奖学生铺床视频	通过技能比赛获奖学生铺床视频材料，让学生说出铺床技法，大单平整、紧绷、盖被平整充实、操作时间短等优点的技巧，引导学生提高铺床质量，培养学生的专业素养；学习护理人员不怕苦、不怕累的敬业精神。结合临床护理人员不怕苦、不怕累的先进事迹，培育学生的敬业精神	3.3 科学素养 3.4 心理修养	作品展示（1）：围绕案例组织学生设置相应病床，根据表（见表4-6）进行评分，重点考查学生对铺床的掌握程度，案例所蕴含专业素养

续表

课程章节（模块）	课程内容	课程思政元素	教学素材	教学实施建议	支撑专业课程思政二级指标	考核评价
	卧位	人文关怀 团队协作	问题1：脾脏切除病人应采取的卧位及原因？问题2：针对不同病情的病人，如何为病人采取适宜的卧位？	通过脾脏切除病人案例，讲授卧位具体内容，小组讨论，协作演示卧位安置方法及原因，在为不同疾病病人安置卧位时，需符合病人病情，具有科学态度；同时动作要轻柔，体现爱伤观念，提升专业素养。采用小组讨论形式，分析不同病人采用不同卧位的原因及安置方法，实施卧位安置时需小组成员协作，培养学生协作精神	2.3 时代追求 3.1 人文素养	小组讨论（3）：围绕案例开展小组讨论，组长汇报，小组成员进行演示，根据小组讨论评分表（见表4-3）进行评分，重点考查学生对卧位知识的掌握程度及团队协作能力
模块二：出入院护理	体温计的种类	开拓创新、精益求精	材料1：伽利略发明体温计 材料2：体温计的种类	课前下达任务单，同学们查阅文献回答体温计的问世。在讲授体温计是在1593年由意大利科学家伽利略略发明，引导学生勤于思考、善于发现；小组讨论汇报体温计种类及最新进展，课上每组随机选取同学汇报体温计种类，了解学科发展前沿及发展动态，激发学生创新创意意识，培养精益求精的工匠精神	2.3 时代追求	小组讨论（4）：围绕案例开展小组讨论，组长汇报，小组成员进行演示，根据小组讨论评分表（见表4-3）进行评分，重点考查学生开拓创新的时代追求

续表

课程章节（模块）	课程内容	课程思政元素	教学素材	教学实施建议	支撑专业课程思政二级指标	考核评价
	血压的测量	人文关怀 职业道德	材料：值得托付生命的人	教师通过视频"值得托付生命的人"导入，讲授北京军区总院华医生每次用到听诊器给病人测血压时，都会有一个习惯动作，就是把听诊器在手中温热一会儿再接触病人，以免冰凉的物件让患者感到不舒服。这虽然是千万件这样堆起的小事儿，但正是千万件这样堆起了华医生在病人心中的高大形象，引导学生在血压测量时动作要轻柔，注意保护病人隐私，体现以病人为中心的理念，培养学生职业道德，树立以人为中心的理念，培养专业素养及医德医风	3.1 人文素养 5.2 医德医风	作品展示（2）：进行案例分析、角色扮演展示生命体征测量技术，进行视频录制、上传"学习通"，根据作品（见表4-6）进行评价，重点考查学生的人文素养及医德医风
模块二：出入院护理	体温单的绘制	科学调查 以人为本理念	材料：电子体温单绘制视频	采用项目式教学、小组讨论、角色扮演等专业知识的方法，学习体温单的绘制，引导学生在收集病例资料时要动作轻柔、言语柔和，体现人文关怀及人文素养；确保所收集资料的准确性，体现科学严谨的工作态度及科学素养	3.1 人文素养 3.3 科学素养	小组讨论（5）：围绕案例开展小组讨论、组长案例汇报，根据小组成员进行演示，（见表4-3）进行评分，重点考查学生卧位知识的掌握程度及临床应用能力及科学素养

续表

课程章节（模块）	课程内容	课程思政元素	教学素材	教学实施建议	支撑专业课程思政二级指标	考核评价
模块二：出入院护理	病区交班报告的书写	规则意识、勇于创新、敢于创造	材料：某医院早交班视频	教师通过视频"某医院早交班视频"导入，教师讲解交班顺序及方法，给出某科室一日入院、出院及有特殊情况交班报告、成员汇报学习成果，要求数据正确、字迹清晰、简明扼要，以此启发学生的规则意识，培养专业素养；通过分享目前临床上使用电子病历及交班过程，展现基础护理技术进步，激发学生开拓创新，勇于实践，实现人生价值	2.1 人生价值 4.3 遵守规则	作品展示（3）：围绕所给予材料，收集案例，所给予材料及有价值的病人信息，书写交班报告。将所书写交班报告拍照后，上传学习通平台，根据作品展示评价，考查学生的创新意识
模块三：生活护理	头发护理	专业素养	材料：护士为63岁老人洗头	教师通过视频"护士为63岁老人洗头"导入，讲解头发护理的重要性及方法，头发护理等时应动作轻柔，不怕苦、不怕累，培养专业素养及吃苦耐劳的精神；让学生查阅资料，分组讨论，选取一位我国南丁格尔奖章获得者事迹进行分享，引导学生以护理学界楷模为榜样，提升护理职业认知水平，积极投身护理行业，引导学生为祖国的护理事业发展贡献自己的力量，体现人生价值	2.1 人生价值	小组讨论（6）：要求查阅资料，了解我国获得南丁格尔奖章的护理先辈，小组讨论，组长汇报，根据小组讨论评分表（见表4-3）进行评分，重点考查学生对南丁格尔精神的理解和感悟

续表

课程章节（模块）	课程内容	课程思政元素	教学素材	教学实施建议	支撑专业课程思政二级指标	考核评价
	口腔护理	创新意识 团队协作	材料：口腔护理新进展	采用文献查阅，小组合作的方法，查阅文献。通过临床口腔护理新进展，培养学生形成评判性思维，逐步养成护理人员应有的科研严谨的工作态度；同时通过查阅文献与人员沟通交流，启迪思维，培养学生良好合作意识及创新意识的团队	2.3 时代追求	小组讨论（7）：要求同学们阅查资料，了解我国临床口腔护理新进展，开展国口腔护理小组讨论，组长汇报，根据小组讨论评分表（见表4-3）进行评分，重点考查学生的团队意识及创新思维
模块三：生活护理	压疮护理	职业道德 严格操作规程	材料：精心护理，皮肤截瘫病人完好无损出院	教师通过材料"精心护理截瘫病人，皮肤完好无损出院"导入，讲解压疮相关知识，要求学生分组查阅文献，小组将案例上传学习；教师将案例制订预防压疮计划，成员互报，教师总结引导病人将走向工作岗位要严格按照护理操作规程对病人实施护理，根据病人病情定时为病人翻身，形成良好的职业道德意识及科学素养	3.3 科学素养 4.3 遵守规则	课堂测验（3）：根据课堂测验布置课堂测验，重点考查学生测验评分表（见表4-4）进行评价，对压疮护理与知识中所包含的专业防与护理的掌握程度就压疮的预防布置开放型题目，考查学生遵守规则意识及科学素养
	关节活动度练习	奉献社会 以人为本	材料：昏迷病人的全范围关节活动（ROM）练习	教师通过分享材料"昏迷病人的全范围关节活动（ROM）练习"导入，要求学生小组讨论，小组强调活动度练习，教师总结全范色扮演展示学习成果，教师强调动作要轻柔，保护病人隐私，体现以人为中心的理念及人文素养；引导同学们形成爱岗敬业，奉献社会的社会责任意识	2.4 社会责任 3.1 人文素养	小组讨论（8）：围绕病人的活动，要求小组阅查资料，了解ROM的意义及实施要点，开展ROM活动讨论，组长汇报，根据小组讨论评分表（见表4-3）进行评分，重点考查学生人文素养及社会责任

续表

课程章节（模块）	课程内容	课程思政元素	教学素材	教学实施建议	支撑专业课程思政二级指标	考核评价
	饮食与营养素的评估	科学思维 开拓创新	材料：肥胖的十大危害	教师通过视频"肥胖的十大危害"导入，要求学生查阅文献，小组讨论科学瘦身减重方法，成员展示学习成果，教师总结科学营养，保持理想体重的重要性，引导学生利用所学专业知识科学瘦身，培养科学素养，结合减肥瘦身方法的出现，培养学生开拓创新的职业精神	3.3 科学素养 3.4 心理修养	课堂测验（4）： 布置课堂测验测验评分表（见表4-4）对专业知识掌握程度，重点考查学生对专业知识及题型的掌握。布置开放型题目，考查学生的心理修养及科学素养
模块三：生活护理	鼻饲术	评判性思维 善于沟通	材料：鼻饲术新进展	采用文献查阅，小组探究的方法，了解目前临床鼻饲术新进展。每组随机选取一位同学进行汇报。根据鼻饲进展，鼻饲液等的进展，引导同学们在护理工作中发现问题，并尝试去解决问题，逐步形成评判性思维及创新意识，小组成员各自查阅文献后进行讨论，培养学生逐渐形成良好的团队合作意识	3.3 科学素养 3.5 医者仁心	小组讨论（9）： 围绕鼻饲术进展，要求学生查阅资料，开展鼻饲术新进展汇报，了解鼻饲术新进展。小组讨论，根据小组讨论评分表（见表4-3）进行评分，重点考查学生的评判性思维科学素养

续表

课程章节（模块）	课程内容	课程思政元素	教学素材	教学实施建议	支撑专业课程思政二级指标	考核评价
模块三：生活护理	尿潴留病人的护理	民族自豪感	材料：孙思邈与葱管导尿术	教师通过材料"孙思邈与葱管导尿术"导入，要求学生小组讨论，还可通过什么措施回答除了上述措施缓解尿潴留病人的痛苦？成员展示世界上应用导尿术第一人，孙思邈总结、引导学生对祖国医学的导尿术过程、对优秀传统文化的认可，建立民族自豪感；结合留置导尿过程，引导学生严格遵循无菌技术，培养科学素养	2.2 民族精神 3.3 科学素养	作品展示（4）：围绕所给案例进行案例分析，小组协作实施为病人实施导尿术，录制视频、上传学习通平台，根据作品展示评分表（见表4—6）进行评价，重点考查学生的民族精神及科学素养
	导尿术	敢于质疑、勇于创新	材料：尿管留置时间	采用项目式及小组讨论法学习此部分内容，要求同学们查阅文献留置讨论、留置导尿管进行发言，通过查阅文献表明每组代表尿管留置时间，通过查阅文献也不尽正确，引导同学们对儿科置导尿管要求都不尽正确，引导科学严谨的工作作风，从而建立科学严谨的工作作风，同时、勤于思考、敢于质疑，激发同学们的创新意识	2.3 时代追求	小组讨论（10）：围绕导尿术新进展，查阅相关资料，了解置尿管时间，开展小组讨论、组长汇报（见表4—3）进行评分，考查学生的时代追求

续表

课程章节（模块）	课程内容	课程思政元素	教学素材	教学实施建议	支撑专业课程思政二级指标	考核评价
模块三：生活护理	便秘病人的护理	民族自豪感创新意识	材料：张仲景为便秘病人猪胆汁灌肠	教师通过材料"张仲景与猪胆汁灌肠术"导入，要求学生小组讨论，查阅文献，回答除上述措施，还可通过什么措施缓解便秘病人痛苦？教师总结我国东汉时期就已开始使用灌肠术，世界记载最早，引导同学们建立民族自豪感，激发学生"医之大者，为国为民"的家国情怀和使命担当；结合在处理病人问题时，张仲景敢于打破常规，创新性为病人实施灌肠术，激发想象力，培养学生求真务实、勇于创新的时代精神	2.2 民族精神 2.3 时代追求	课堂测验（5）：布置课堂测验，测验评分表（见表 4-4）进行评价，重点考查学生对便秘护理等开放型题目的掌握程度，布置开放型题目，及时考查学生的民族精神及时代追求
	灌肠术	人文关怀科学调查	案例：为便秘病人实施灌肠	采用案例法，小组讨论，角色扮演法进行，将提前设计好的案例发至"学习通"平台，要求各小组根据案例所给案例给病人实施灌肠。引导学生在为病人的实际病情，进行科学调查，不同病人给予不同灌肠术，在实施护理过程中应保护病人隐私，体现人文关怀，培养人文素养	3.3 科学素养 5.2 医德医风	作品展示（5）：案例分析，小组协作角色扮演，为病人实施灌肠术，录制视频，上传"学习通"平台，根据作品展示评分表（见表 4-6）进行评价，重点考查学生的科学素养及医德医风

続表

第四章 "基础护理学"课程思政教学设计

课程章节（模块）	课程内容	课程思政元素	教学素材	教学实施建议	支撑专业课程思政二级指标	考核评价
模块四：对症护理	热疗法	健康中国的关爱病人 人生价值	材料：1. 2021年7月，河南暴雨，救援队人员将婴儿救出后立即用衣服裹婴住婴儿为其保暖 2. "暖婴转运包"	采用案例分析，展现救援人员的细心，引出作为护士，为服务对象提供合适的保暖更加重要，应时刻分析病人的需求，并提供病人最需要的护理方式，培养学生人文素养；分享"暖婴转运包"，模拟子宫环境温度，也能支撑婴儿的身体，对早产儿进行保暖，确保从产房到新生儿病房的途中能够舒适、确保病人带来福利，实现病人健康融入人生价值	2.1 人生价值 3.1 人文素养	小组讨论（11）：以小组为单位搜集案例，组长汇报，根据小组讨论评分表（见表4-3）进行评分，重点考查学生对热疗法的认识，在学习知识的同时，领悟人文素养
	冷疗法	责任担当 学习态度	材料：幼儿烫伤后处理	采用讲授法和小组讨论法。家长在幼儿烫伤后处理是否得当。小组讨论引导学生思考视频中家长的做法是否正确。引导学生学习冷疗方法的重要性，学好基本医疗护理知识；抛出问题，引导学生思考正确的急救方法，认识到保障人类健康的护理人员，有必要对民众科普健康知识，树立责任担当意识	2.4 社会责任 3.3 科学素养	课堂测验（6）：就冷热疗法的效应等内容进行热疗法测验，根据课堂测验评分表（见表4-4）进行评价，重点考查学生对冷热疗法的掌握程度，对冷疗题目，通过开放式题目，考查学生对利用所学知识解决实际问题的能力及社会责任感

63

续表

课程章节（模块）	课程内容	课程思政元素	教学素材	教学实施建议	支撑专业课程思政二级指标	考核评价
模块四：对症护理	疼痛病人的护理	创新意识 以人为本	材料：癌症疼痛的护理	教师以"癌症疼痛的护理"导入，课前"学习通"发布小组讨论任务，疼痛护理新进展，课中要求小组成员汇报，教师精讲，新技术应用等方面取得新进展，引导学生认识创新重要性，培养创新意识；结合癌症疼痛病人使用阿片类止疼药，其合理用于医疗目的，反之，滥离就是毒品，引导学生一定"远离毒品，合理使用"，熟悉药物的药理作用，指导学生关爱未来，熟悉药物的药理作用，合理使用并指导病人正确用药，指导学生护理工作中能够运用所学知识解决健康问题，树立以人为本的理念，培养人文素养	2.3 时代追求 3.1 人文素养	小组讨论（12）：通过学习和查阅资料，了解目前减轻疼痛的新技术，了解学习通讨论区讨论；在学习通讨论区讨论；组长汇报，根据小组讨论评分表（见表4-3）进行评分，考查学生的人文素养
	标本采集	甘于奉献 社会责任	材料：医护工作者不畏酷暑和寒冷采集咽拭子标本	通过案例法引出课内容，小组讨论引导学生讨论：①分析采集咽拭子标本时护士应该怎么做才能使病人舒适？②呼吸道疾病流行期间，采集咽拭子有极大的感染可能性，作为白衣天使的护士，不畏风险，通过以上方法引导学生树立认真学习的信念，通过精进的技术服务于国家，体现救人的职业价值感及社会责任感	2.4 社会责任 3.1 人文素养	作品展示（6）：让学生进行情景模拟分角色扮演进行采集，录制视频，上传"学习通"，根据作品展示评分表（见表4-6）进行评价，重点考查学生的人文关怀理念及社会责任

续表

课程章节（模块）	课程内容	课程思政元素	教学素材	教学实施建议	支撑专业课程思政二级指标	考核评价
	给药原则	创新思维医疗规则意识	问题：遵循医嘱、合理用药的重要性有哪些？医生开出医嘱后，如何合理进行分配，使其达到最佳疗效？ 材料：医疗手持终端（PDA）、"互联网+"项目	采用案例分析、小组讨论以及讲授法，引导学生遵循医嘱、合理用药的重要性，也关乎护士慎独修养，如溶液药必须新鲜配制使用，以保证达到最佳疗效。治疗效果的优劣不仅涉及治疗手段的选择，还在于医护人员进行实施这些治疗手段。教师根据学生讨论的结果进行总结引导，使学生意识到应有以后的临床工作中对护理技术精益求精，对病人负责，对护理操作一丝不苟，严格执行规章制度，通过分享PDA、"互联网+"项目，培养学生开拓创新的职业精神	2.3 时代追求 4.3 遵守规则	课后作业（2）：设置开放式案例，让学生结合给药原则进行思考，撰写不少于500字的小论文，根据课后作业评价表（见表4-5）进行评价，重点考查学生对给药原则的掌握度及规则意识
模块五：药疗技术	口服给药	严谨求实奉献精神	材料：脊髓灰质炎疫苗之父	教师通过材料"脊髓灰质炎疫苗之父"导入，讲解脊髓灰质炎疫苗之父，为了人体实验竟然决然地喝下了第一瓶疫苗。他真实的是生命危险，一旦疫苗失效，等待他的只有两条路，终身瘫痪或者死亡。庆幸的是，他闯过了这一关，中国"脊灰"疫苗Ⅰ期人体试验，就这样取得成功了。"学习通"发布讨论题目，谈谈你的看法，对于很多科研工作者"以身试药"，一定要有为科学事业无私奉献医护工作者，引导学生作为未来的医护工作者，培养学生社会责任感	2.3 时代追求 2.4 社会责任	作品展示（7）：设置不同病情口服药物的发放，让学生分角色进行情景模拟演练，进行口服给药的服药指导，根据作品展示评分表（见表4-6）进行评价，重点考查学生对于评价，重点考查新创新勇于创新社会责任

续表

课程章节 （模块）	课程内容	课程思 政元素	教学素材	教学实施建议	支撑专业课程 思政二级指标	考核评价
模块五： 药疗技术	注射原则	专业素养 医疗规则意识	材料：注射器的 发展史	教师通过材料"学习通"发布任务，导入小组讨论，课前查阅关于注射器的发展史资料，课中小组汇报。教师总结注射器发展史，针头经历了从无到有、再从有到无的过程，引导学生了解注射器发展史，强化专业知识，通过学习注射原则，培养规则意识及严格查对的专业素养	3.3 科学素养 4.3 遵守规则	小组讨论（13）： 围绕护理差错案例开展小组讨论，组长汇报，小组成员进行演示，根据小组讨论评分表（见表4-3）进行评分，重点考查学生对三查八对制度的掌握程度及规则意识
	药液抽吸	慎独修养	材料：药液抽吸法的改进	教师通过材料"药液抽吸法的改进"导入，讲解药液抽吸方法，学生分组练习，并将药液抽吸录制成视频，上传学习通，引导学生总结药液抽吸手法及原则，结合药液抽吸及查对制度的规则意识及专业素养。引导学生养成"慎独"的职业作风，引导学生培养"慎独"道德	5.2 医德医风	作品展示（8）： 通过模拟临床情境，进行不同注射疗法的药液抽吸，录制视频上传"学习通"，根据作品展示评价（见表4-6）进行考核，重点考查学生的药液抽吸掌握程度及医德医风

续表

课程章节（模块）	课程内容	课程思政元素	教学素材	教学实施建议	支撑专业课程思政二级指标	考核评价
	青霉素概述	社会责任感 科学精神	材料：青霉素由来	采用翻转课堂的方法，学生课前了解青霉素的由来，课堂中以小组为单位展示课前学习成果，培养学生的专业素养。青霉素的由来是英国细菌学家弗莱明的一次幸运的过失，发现了救了无数人生命的青霉素，通过学习使学生认识到科学工作坚持不懈、未雨绸缪的重要性，培养学生的科学精神和社会责任感	2.4 社会责任 3.3 科学素养	课后作业（3）：查阅关于诺贝尔奖获得者弗莱明的资料，结合助产学专业的特点，撰写不少于300字的体会和思考，根据课后作业评价表（见表4-5）进行评价，重点考查学生对科学精神的认识
模块五：药疗技术	青霉素皮试液的配制	协作精神 创新精神	材料：新型皮试液的出现	教师通过材料"新型皮试液"导入，学习通过材料，在了解青霉素皮试液配制基础上，要求学生讨论青霉素皮试液的配制方法400U/ml及500U/ml及200U/ml青霉素皮试液的配制方法。教师结合导入材料讲解我校2018级护理学专业研制过程并提出青霉素皮试液创新申请专利，引导学生勤于思考、善于发现问题，并根据所学专业知识解决问题，培养协作精神及开拓创新的职业素养	2.3 时代追求	小组讨论（14）：查阅相关资料，了解皮试相关药物、皮试的设备等相关内容，开展小组讨论，组长汇报，根据小组讨论评分表（见表4-3）进行评分，重点考查学生严谨操作及筑梦中国的时代追求

课程章节（模块）	课程内容	课程思政元素	教学素材	教学实施建议	支撑专业课程思政二级指标	考核评价
模块五：药疗技术	皮内注射法	善于沟通 人文素养 医者仁心	案例：为病人实施4%普鲁卡因局部麻醉	教师通过案例"为病人实施4%普鲁卡因局部麻醉"导入，讲解皮内注射的流程及注意事项、学生分组练习、角色扮演，引导学生深入思考皮内注射过程中无菌原则及查对制度的应用、人文关怀理念的体现，有效沟通的重要性，培养其科学素养及医者仁心的精神	3.1 人文素养 3.3 科学素养 3.5 医者仁心	小组讨论（15）：围绕所给绘操作知识以视频进行，结合所学知识以小组为单位进行"找茬"，组长汇报，根据小组讨论评分表（见表4-3）进行评分，重点考查学生的专业技能、科学素养和人文素养
	青霉素过敏性休克处理	团队协作 以人为本	案例：病人在静脉输液过程中发生青霉素过敏性休克，请立即为其实施急救	教师通过案例"病人在静脉输液过程中发生青霉素过敏性休克"导入，引导学生思考此时该实施的护理措施，将青霉素过敏性休克过程拍摄为视频，上传至"学习通"。通过抢救成功后视频，引导学生感知到抢救职业认同感，进一步培养病救人要具备高度的职业责任心，掌握精湛的技术和扎实的知识，同时使学生团队协作意识及人文素养	2.3 时代追求 3.1 人文素养	作品展示（9）：通过案例，以小组为单位让学生分角色模拟敏性休克过程，根据抢救作品展示评分表（见表4-6）进行评分，重点考查学生的时代追求及人文素养

续表

课程章节（模块）	课程内容	课程思政元素	教学素材	教学实施建议	支撑专业课程思政二级指标	考核评价
	皮下注射法	专业素养 规则意识	问题：哪些药物可以通过皮下注射给药	教师通过问题"哪些药物可以通过皮下注射给药"导入，学生查阅文献，小组讨论，小组成员汇报临床工作中，学生汇报后教师总结临床抢救即为皮下注射，实救药物盐酸肾上腺素即为分争秒，正确为病人实施皮下注射及各种救措施，以挽人实施皮下注射，体现专业素养，结合皮下注射实施时应遵守的无菌原则及意识注射实施时应遵守的规则意识度，培养学生的规则意识	3.3 科学素养 4.3 遵守规则	小组讨论（16）：结合长期注射皮下出血、皮肤硬结的案例，以小组为单位讨论注射如何避免种情况发生及减轻病人疼痛的措施，组织评分表（见表4-3）进行评分，组长汇报，重点考查学生的科学素养及规则意识
模块五：药疗技术	无痛肌内注射技术	创新思维 人文素养	材料：无痛注射技术	结合基础知识，教师分享通过蚊子叮咬人类时并未产生明显直觉，引导学生思考是否可以利用蚊子叮咬病人注射无痛注射器，以减轻病人注射疼痛，从而激发学生的思考力，创新力，培养学生的创新思维、人文素养	2.3 时代追求 3.1 人文素养	小组讨论（17）：学生查阅无痛注射技术，以小组为单位分享，讨论目前无痛注射的进展和研究动态，组织评分表（见表4-3）进行评分，引导学生探索无痛注射方法，进一步培养和考查学生多学科综合学习的时代追求和人文素养

续表

课程章节 （模块）	课程内容	课程思政元素	教学素材	教学实施建议	支撑专业课程 思政二级指标	考核评价
	静脉输液	以人为本 科学素养	材料：煤气中毒病人转运途中实施静脉输液	教师通过视频"煤气中毒病人转运途中实施静脉输液"导入，学生分组讨论不同病人静脉输液穿刺技巧，让学生了解穿刺技巧，提高静脉穿刺成功率，结合视频又将其放入大杯中急救护士用手搂着输液袋，随后直到输液时才从杯中拿出他细致到输液过程中从杯里拿出输液时注重体温话热节，激发专业人文关怀，以此培养学生人文素养，尊重护理对象，体现人道主义精神	3.1 人文素养 3.3 科学素养	作品展示（10）： 让学生分角色进行模拟演练，锻炼学生如何减少穿刺疼痛感，根据作品展示评价（见表4-6）进行的科学素养和以人为本的人文素养，重点考查学生的人文素养
模块五： 药疗技术	输液反应	以人为本 团队协作	材料：病人发生输液反应后医护人员施救	教师通过材料"病人发生输液反应后医护人员施救"导入，引导学生思考此时该实施的护理措施，学生分组练习、角色扮演，将抢救过程拍摄为视频，上传至"学习通"。通过抢救过程观察，及时抢救现场模拟，引导学生认识到抢救护理过程中循环负荷的专业性，培养学生的重要性，人文素养及协作精神	2.3 时代追求 3.1 人文素养	作品展示（11）： 案例分析，小组协作进行角色扮演，学生利用病人输液反应时间拍摄护理视频，上传"学习通"，根据作品展示评价（见表4-6）进行的人文素养、科学素养和以人为本的人文素养，重点考查学生的专业素养

续表

课程章节（模块）	课程内容	课程思政元素	教学素材	教学实施建议	支撑专业课程思政二级指标	考核评价
模块五：药疗技术	静脉输血	奉献社会	材料：白求恩医生给战士输血的故事	教师通过分享白求恩大夫当年援助中国人民抗日，在手术台上经常为受伤的战士输血的事迹，"学习通""发起讨论，"如何理解奉献精神"？引导学生认识到白求恩助人的人道主义和崇高的奉献精神的伟大，结合在抗击新冠肺炎的战斗中，大量医护人员不畏牺牲、无私奉献的精神，作为今后的护理工作者，也要打好坚实的基础，坚持医者仁心，人道主义理念，培养学生热爱国家和民族的家国情怀及乐于奉献的社会责任感	2.4 社会责任	小组讨论（18）：搜集新时期社会涌现出的乐于献血为他人疾病奉献案例，小组讨论，领悟社会责任精神，组长汇报，根据小组讨论评分表（见表4-3）进行评分，重点考查学生的家国情怀、社会责任
模块六：危重病人护理	危重病人管理	社会责任意识严谨务实	材料：医疗队员救治重症肺炎病人	采用讲授法、小组讨论法，使学生体会，医护人员在中国的各项政策引导下，高效处置突发情况，充过精湛的技术，服务种种困难，使我们国家以最快的速度遏制了疫情扩散蔓延，减轻了病人及家庭的痛苦，同时，学生要树立积极的学习观，掌握护理学知识和技能，将来为人类健康保驾护航，培养学生的社会责任感和严谨求实的科学素养	2.4 社会责任 3.3 科学素养	作品展示（12）：针对疫情爆发以来护士的先进事迹，撰写护士少于1000字的短文，思考护士应具备素质，根据作品展示评分表（见表4-6）进行评价，重点考查学生的社会责任感及蕴含的科学素养

续表

课程章节（模块）	课程内容	课程思政元素	教学素材	教学实施建议	支撑专业课程思政二级指标	考核评价
模块六：危重病人护理	危重病人护理	以人为本 学以致用	材料：危重病人的病情观察要点和护理	讲授法和小组讨论法。引导学生思考，讨论：针对复杂的病情，可以从马斯洛需求层次理论进行分析护理要点，最终引导到以人为本，尊重病人，保护病人的自尊和隐私，及时地鼓励、安慰、开导，解释说明各种护理措施的目的，提供心理的护理。培养学生利用所学知识解决问题的能力和以人为本的人文素养	3.1 人文素养 3.3 科学素养	课堂测验（7）：布置课堂评价，根据课堂测验评分表（见表4-4）进行评价，重点考查学生对专业知识的掌握程度，就病情观察涉及的内容设置开放式题目，考查学生对不同病情实施护理及人文素养的能力
	洗胃法	乐观积极 民族自豪感	案例："杀鱼弟"喝百草枯	采用案例法和小组讨论的方法。通过"杀鱼弟"喝农药百草枯自杀的案例，引导学生形成爱惜生命的心理，而"等支持治疗获救的案例，积极乐观，热爱生命后治愈率很低，这归功于我国医疗技术的进步，引导学生树立强烈的民族自豪感	2.2 民族精神 3.4 心理修养	课堂测验（8）：就不同药物的洗胃液等专业知识进行课堂测验，根据课堂测验评分表（见表4-4）进行评价，重点考查学生对专业知识的掌握程度，考查科学素养

续表

课程章节（模块）	课程内容	课程思政元素	教学素材	教学实施建议	支撑专业课程思政二级指标	考核评价
模块六：危重病人护理	临终关怀的发展	勇于创新 甘于奉献	材料：临终关怀机构现状	教师通过材料"临终关怀机构现状"导入，课前"学习通"发布任务，要求学生课前查阅文献，小组讨论，教师结合我国临终关怀机构的发展，引导学生正确认识临终关怀服务，提高临终关怀服务意识，今后愿意敬从事临终关怀工作，甘于奉献立敬佑生命、甘于奉献的职业精神，结合我国临终关怀机构发展，培养学生勇于创新、奋勇争先的时代精神	2.3 时代追求 2.4 社会责任	小组讨论（19）：让学生以小组为单位，讨论对于临终关怀及家属实施措施及护理措施，根据小组讨论组长汇报，根据小组讨论评分表（见表4-3）进行评价，重点考查学生敬佑生命的人文素养
	临终病人及家属的护理	人文素养	材料："告别"	教师通过视频"告别"导入，"学习通"讨论区发布话题，谈谈你对过世医疗延续生存时间的看法，引导学生对临终病人及家属的护理进行深度思考，树立生命全周期、健康全过程的大健康观，注重对家属的人文关怀，以此培养学生的人文素养	3.1 人文素养	作品展示（13）：让学生结合所学关于死亡的认识，撰写一篇关于死亡的文章、字数不少于1000字（见表4-6）进行评价，重点考查学生及认知及专业知识及人文素养

五、考核评价

根据"基础护理学"课程思政教学实施路径中考核评价栏目规定的考核方式，过程性评价与终结性评价相结合，采用多元化考核评价方式，注重学生思想动态变化。

（一）过程性评价

1. 评价形式

评价形式（分数及占比）如表4-2所示。

表4-2　　　　　　　　　　　　评价形式表

评价形式	小组讨论	课堂测验	课后作业	作品展示
数量	19	8	3	13
占比	40%	20%	10%	30%

2. 评价标准

小组讨论，组长汇报。本课程过程性评价中，小组讨论共19个。组内学生自评占20%，学生互评占30%；全体学生评价组长汇报情况占20%；教师评价组长汇报情况占30%。组长汇报成绩作为小组成员成绩。适用于所有小组讨论。

表4-3　　　　　　　　　　　　小组讨论评分表

项目	主题突出	时间控制	仪表仪容	应变能力	回答问题	备注
权重	0.3	0.1	0.1	0.2	0.3	

课堂测验。本课程过程性评价中，课堂测验共8个，每份课堂作业满分100分，通过"学习通"记录学生成绩。课堂测验题包括专业知识测试题和开放型测试题，专业知识测试题中客观题由"学习通"自动评判，主观题

和开放型试题由教师评价，考查学生的作答是否情感、思想健康，符合题意，是否有深刻、丰富的内涵，是否有创新，开放型试题旨在激发学生自我表达能力和想象力，培养创新型人才。适用于所有课堂测验。

表 4 - 4 课堂测验评分表

项目	测验完成	知识掌握	知识运用	价值正向	备注
权重	0.2	0.2	0.3	0.3	

课后作业。本课程过程性评价中，课后作业共3个，根据考核内容分为报告式作业，主要考查学生是否能够根据要求查阅资料、内容和材料是否翔实、是否能够将相关专业知识及理论相联系；论文式作业主要考查学生是否能综合分析问题、条理是否清晰，解决问题的方法是否有创新性。课后作业根据学生完成情况由任课教师综合评定，采用百分制赋分。适用于所有课后作业。

表 4 - 5 课后作业评分表

项目	作业完成	知识掌握	知识运用	价值正向	备注
权重	0.2	0.3	0.3	0.2	

作品展示。本课程过程性评价中，作品展示共13个，每件作品满分100分。评分方式为：组内学生评价占30%；全体学生评价占30%；教师评价占40%。作品展示评分要点见作品展示评分表。适用于所有作品展示。

表 4 - 6 作品展示评分表

项目	理念新颖	方案合理	符合要求	新技术应用	作品完整	备注
权重	0.1	0.3	0.3	0.2	0.1	

（二）终结性评价

本课程采取统一命题、闭卷考试的终结性考核方式。考核内容既要考查学生专业知识掌握和综合应用情况，又要考查学生专业素养、专业情感、专业价值观的形成情况，临床评判性思维、严谨求实的工作作风、慎独精神的养成情况；乐观向上、意志坚强、热爱生活、珍爱生命、以人的健康为中心的护理理念的养成情况。

第五章

"健康评估"课程思政教学设计

一、课程基本情况

本课程是助产学专业的一门专业核心课程，是连接基础医学课和临床助产专业课的桥梁课程。该课程是从助产角度，研究和诊断服务对象现存的或潜在的生理、心理及社会等健康问题，让学生掌握健康评估的基本理论、基本技能和临床思维方法。本课程共 80 学时，5 学分，其中理论 48 学时，实训 32 学时。

通过本课程的学习，学生掌握健康资料收集方法，具备常规辅助检查以及结果判断能力，为有效进行护理评估做出准确的护理诊断提供依据，从而为从事临床助产工作奠定坚实的基础。

二、课程思政目标

本课程围绕助产学专业育人目标，结合课程特点，注重知识传授、能力培养与价值塑造的统一，在思政教育上要达到以下目标：

（1）结合健康评估的发展史、身体评估方法、发热评估甲状腺的评估等的内容，引导学生向老前辈们学习，引导学生对中国医疗卫生文化的自信，对优秀传统文化的认可，增强学生的文化自信，培养学生的政治认同。

（2）结合发热评估、一般状态评估、肺脏评估、心电图检查等内容，培养学生良好的助产学专业素养、严谨科学的工作态度，培养学生为社会主义奋斗的责任感和使命感，培养学生的家国情怀。

（3）结合问诊、叩诊、听诊及腹部评估等内容，引导学生学习、继承和发扬助产前辈们的工作、学习作风和优秀品格，培养学生厚德载物、自强不息的精神，树立严谨求实的文化素养。

（4）结合咳嗽咳痰、血液检查等内容，引导学生树立敬畏法律、崇尚法治的意识，树立遵守社会规则、医疗规则的意识，在实践中遵守相关法律法规、专业规范及标准，并能够在实践中自觉履行责任，培养学生的法治意识。

（5）结合呼吸困难、呕血咯血等常见症状的评估及心脏评估等内容，培养学生诚实守信的职业操守、求真求实、"慎独"的职业作风，严守助产伦理，传承与发扬南丁格尔精神，培养学生的道德修养。

三、课程内容与思政元素

（一）模块一：绪论

1. 健康评估意义

健康评估作为现代护士必须具备的核心能力，已是不争的事实并日益受到人们的重视。1993 年国际护士协会认为护士拥有护理评估技能是高质量护理的标准之一，自 19 世纪中叶，人们就意识到评估在护理中的重要性。护士开始意识到整体评估、对入院病人的全面评估以及根据病情变化及时进行评估的重要性，同时也非常重视对评估结果的记录与应用，在临床护理实践中，如果护士不能准确地进行健康相关资料的收集，缺乏综合分析资料的能力，就不能很好地进行护理诊断，护理干预也失去了科学的基础。护理专业的学生应该通过理论和实践教学的途径，系统地掌握健康评估的基本理论、基本知识和基本技能。教师培养学生掌握健康评估的专业知识和技能，具备科学思维能力，养成严谨求实的科学素养。

2. 健康评估发展史

早在南丁格尔时期，人们就已经意识到评估在护理中的重要性。南丁格尔视评估为"对疾病的观察"，20 世纪 50 年代，莉迪亚·霍尔（Ladia Hall）首先提出了护理程序的概念。20 世纪 70 年代，美国开始使用医疗模式培养护理专业学生的健康评估能力。1982年，高登（Gordon）提出了功能型健康型态。由于不同国家和地区的医疗体制及社会文化背景的差异，在临床实践过程中，对护士的角色要求不尽相同。在我国，曾经有很长的一段时间，护士仅仅是医生的助手。新中国成立后，高等护理教育恢复，经过30余年的努力，为临床培养和输送了大批的高等护理人才，使我国的临床护理质量有了质的飞跃，逐渐跻身国际先进行列。在讲授这部分内容时，引导学生意识到在中国共产党的领导下，中国的临床护理质量才跻身国际先进行列，培养学生的政治认同、文化自信。

（二）模块二：问诊

1. 问诊概述

问诊是护士通过对病人或知情者有目的、有计划地进行系统询问，从而获得病人健康相关资料的交谈过程。教师帮助学生掌握扎实的视、触、叩、听基本功，强化人文素养，学习我国著名的医学家、"外科之父"裘法祖摸肚子的故事，在外界环境温度低时要先暖手或者听诊器等，引导学生学习人文知识，掌握人文方法，遵循人文精神落实人文关怀。

2. 听诊

听诊是护士以听觉听取发自病人身体各部的声音，判断其正常与否的检查方法。听诊是体格检查的重要手段，在心、肺检查中尤为重要，常用以听取正常与异常呼吸音、心音、杂音及心律等。常用的听诊器有集音作用，听诊器是由林奈克发明的，培养学生在学习专业知识技能的过程中，通过观察、实验、调查、查阅文献等方法，形成良好的辩证思维、科学态度和科学精神。

3. 叩诊

叩诊是指用手指叩击或手掌拍击受检部位的表面，使之震动产生音响，根据其震动和音响特点判断受检部位的脏器有无异常的检查方法。叩诊多用于分辨被检查部位组织或器官的位置、大小、形状及密度。护士叩诊时环境应安静，根据叩诊部位不同，病人应采取适当体位。不仅要注意叩诊音的变化，还要注意不同病灶的触感差异，操作应规范用力要均匀适当。专业教师讲解奥恩布鲁格发明叩诊的故事，培养学生树立科学态度，了解科学知识、掌握科学方法，培养科学的价值观。

4. 发热概述

正常体温在不同个体间稍有差异，并受活动程度、进餐、情绪、昼夜节律、环境温度等内外因素的影响而略有波动。由于各种原因导致产热增加或散热减少，出现发热。一个 10 岁儿童在健康体检中测体温 37.5℃，相关辅助检查结果均为阴性，健康史采集该儿童每天运动量大，请判断该儿童发热的原因。教师讲解该儿童不是由于"感染"引起发热，而是由于基础代谢高、运动量大。护理专业的学生应该系统地掌握健康评估的基本理论、基本知识和基本技能是非常重要的。培养学生掌握健康评估的专业知识和技能，具备科学思维能力，养成严谨求实的科学素养。

5. 发热评估

临床上导致发热的疾病有很多，不同疾病发热程度、发热形态以及病人的临床表现都存在着一定的差别，并且发热是很多疾病的首发症状，所以发热评估对于疾病的早发现以及某些传染病患者早隔离有着不容忽视的作用。专业教师讲述诺贝尔医学奖的获得者屠呦呦发现青蒿素的相关材料，屠呦呦老前辈历经波折，在中医古籍的启发下提取青蒿素，并以身试药，使得疟疾死亡率下降了 65% 的事迹，引导学生向老前辈们学习，增强学生的文化自信，培养学生为社会主义奋斗的责任感和使命感。

6. 呼吸困难

呼吸困难是指病人自觉氧气不足、呼吸费力；客观上表现为呼吸用力、伴有呼吸频率、深度与节律的异常。重者出现鼻翼翕动、张口呼吸、端坐呼吸，甚至发绀、辅助呼吸肌也参与运动。呼吸困难可见于临床多种疾病，危害护理对象的身心健康。因此临床上发生呼吸困难时的抢救要求争分夺秒，对于呼吸困难相关知识技能的掌握及有效地问诊尤为重要。教师通过讲解新冠肺炎病人抢救案例，引导学生学习临床医务工作者救死扶伤、厚德仁爱、正直善良的高尚品德，着力培养学生"敬佑生命、救死扶伤、甘于奉献、大爱无疆"的医者精神。

7. 咯血呕血

咯血是喉及喉以下呼吸道出血伴随咳嗽动作经口排出，临床上导致咯血最为多见的病因是肺结核。呕血是十二指肠悬韧带以上的消化道出血，伴随呕吐经口排出，临床上导致呕血最多见的病因是消化性溃疡。咯血与呕血都属于机体出血可以诱发循环血容量不足，并且均经口排出。临床上呕血咯血时易导致患者紧张、焦虑，量大还易至低血压休克。教师通过讲解一个肺结核咯血病人的抢救，引导学生学习临床医务工作者临床上抢救病人时的救死扶伤、厚德仁爱、正直善良、严谨求实的高尚品德，培养学生树立爱岗敬业、无私奉献、救死扶伤的职业精神。

8. 咳嗽咳痰

咳嗽是呼吸道受到刺激后引发的紧跟在短暂吸气后的人体保护性反射动作；咳痰是气管支气管的分泌物或肺泡内的渗出液，借助咳嗽将呼吸道内的过多分泌物排出体外的动作。咳嗽与咳痰是临床最常见的症状之一。护士在进行护理评估时应注意咳嗽、咳痰的形态，咳嗽、咳痰症状的严重程度，以及对患者的影响。尤其遇到感染患者如肺结核患者，随地一口痰，都可能造成结核菌的传播，因此咳嗽、打喷嚏时要用纸巾捂住口鼻不随地吐痰。护士在照顾患者时应注重与病人的沟通交流，关注病人病情变化、感知需求、心理反应、社会支持等，为病人提供周到、细致、全面的护理服务，创造良好的环境，奉献爱心。通过讲授相关知识，培养学生树立无私奉献的职业精神，养成一丝不苟的工作态度，引导学生在举止文明，在公共生活中遵守社会公德。

（三）模块三：身体评估

1. 身体评估方法

身体评估的方法是完成健康评估的基础，包括视诊、触诊、叩诊、听诊、嗅诊五种方法，与中医的望闻问切有许多共同之处，亦有不同，将两者进行对比学习，既增强学生对理论知识的掌握，强化专业素养，又引导学生增加对祖国医学的认可，培养学生对我国传统医学的文化自信和自豪感。

2. 一般状态评估

一般状态评估中生命体征主要包括体温、脉搏、呼吸、血压，是衡量机体生命征象的客观指标，临床意义重大，在介绍测量工具时，让学生进一步了解体温计及血压计的来源与发展，使学生意识到各类医疗卫生、护理技术的发展对时代的影响和对时代发展的促进作用，从而激发学生的责任意识、创新意识，培养学生求真务实、勇于创新的时代精神。

3. 甲状腺评估

地方性甲状腺肿、甲状腺功能亢进、甲状腺良恶性肿瘤等疾病是临床常见的甲状腺疾病，甲状腺肿大往往是甲状腺疾病主要的局部体征，甲状腺评估是判断甲状腺疾病的主要方法和手段，其主要方法包括视诊、触诊、听诊。学习中通过鉴别不同甲状腺疾病甲状腺肿大的特点，分析相关病因，了解国家关于预防甲状腺疾病的相关政策，在提升学生的专业素养的同时引导学生树立生命全周期、健康全过程的大健康观，坚定实现从卫生大国走向卫生强国的信心；培养学生将个人理想信念融入卫生强国事业中去。

4. 腹部评估

腹部评估是消化系统疾病学习的重要基础，主要方法包括视诊、听诊、叩诊、触诊，最主要的是触诊，其内容包括腹壁及腹腔内脏器的触诊。操作中不但要强调学生手法娴熟，还要强调以病人为中心的理念，强化学生的人文修养，技能与人文并重，培养学生"仁心仁术、至精至微"的医学品德。

5. 肺脏评估

肺脏评估主要方法包括视诊、触诊、叩诊和听诊，是呼吸系统疾病诊断及病情观察的重要手段。临床工作中呼吸系统疾病病人表现错综复杂，病情并在不断发生变化，这就要求医护人员不但具有扎实的理论知识及熟练的评估技术，还要有辩证的评判思维能力，无私奉献的精神，通过肺脏评估内容及方法的学习，培养学生良好的临床专业素养、严谨科学的工作态度，引导学生立足助产学专业，树立科学的人生观、价值观。

6. 心脏评估

心脏评估是身体评估中的难点，尤其是心脏听诊，内容抽象，学生学习掌握难度大，学习中学生往往存在两种现象：一种现象是学生遇到疑难问题隐藏起来，不愿让别人知道，不求甚解，不敢说"不知道"所谓的"不懂装懂"，而另一种现象是学生敢于发问，敢于说"不知道"，因此就把自己的"不知道"转化为"知道"。医学技术突飞猛进的今天，必然会使我们遇到许多"不知道"的新知识，我们应本着实事求是的态度，鼓励学生敢于说"不知道"。结合心脏评估相关内容的学习，培养学生严谨求实的工作态度。

（四）模块四：辅助检查

1. 血液一般检查——标本采集

实验室检查是综合运用各种实验方法和技术对护理对象的血液、体液、分泌物排泄物进行检测，以获取反应机体功能状态、病理变化、病因等信息资料，临床中可作为客观资料，协助护士观察判断病情，作出恰当护理诊断。血液检查属于临床常见的实验室检查之一，项目繁多，学习中不但要求学生熟悉常用血液检查项目的检验目的及结果的临床意义，更要求学生严格遵守血液标本采集规范及相关实验室检查的法律法规，以提高检验结果的准确性，既培养学生的专业素养又加强学生的法治意识。

2. 心电图基础知识

将心电活动用心电图机描记下来的曲线即为心电图，是临床诊断心脏疾病的重要方法，也是监测危重病人病情变化的重要手段。通过心电图基础知识的学习使学生了解心电图发明乃至之后发展的艰难历程，引导学生在学习中解放思想、求真务实、突破陈规、大胆创新，培养学生奋勇争先，敢于创造的时代精神。

3. 心电图描记

心电图是了解病人心肌电学变化、分析与鉴别各种心律失常、为心肌梗死等各种心脏疾病临床诊断、治疗提供依据最常用的检查之一，临床应用广泛；心电图机的正确规范使用是学生必须掌握的临床技能，操作中导联连接是否正确、规范，直接影响临床结果判断。通过心电图相关知识学习及技能训练，培养学生严谨认真、一丝不苟的工作态度，提升学生的专业素养。

四、课程思政实施路径

"健康评估"课程思政实施路径见表 5−1。

表5-1 "健康评估"课程思政实施路径

课程章节（模块）	课程内容	课程思政元素	教学素材	教学实施建议	支撑专业课程思政二级指标	考核评价
模块一：绪论	健康评估意义	严谨求实	材料：南丁格尔编著的《护理札记》	专业教师通过信息化教学平台向学生推送《护理札记》并撰写读后感。通过课下阅读《护理札记》评估的专业知识和技能，具备健康思维能力，养成严谨求实的文化素养	3.3科学素养	课后作业（1）：通过课下阅读《护理札记》，撰写不少于1000字的读后感。根据课后作业评分表（见表5-6）进行评价，重点考查学生的科学素养
	健康评估发展史	文化自豪 严谨求实	材料：健康评估发展史相关材料	在讲授这部分内容时，专业教师通过信息化教学平台推送健康评估发展史材料，通过课下阅读这部分健康评估发展史后感，着力培养学生的政治认同和文化自信	1.3文化自信 3.3科学素养	课后作业（2）：课下阅读健康评估发展史相关材料，撰写1000字的读后感。根据课后作业评分表（见表5-6）进行评价，重点考查学生的文化自信和科学素养
模块二：问诊	问诊概述	人文关怀	材料："外科之父"裘法祖摸肚子故事视频	专业教师通过组织学生观看我国著名医学家、"外科之父"裘法祖摸肚子的视频，帮助学生掌握扎实的视、叩、听基本功，领悟医学前辈们的人文素养，并通过小组讨论"在身体评估时如何做一个有温度的护士"，引导学生学习、继承和弘扬前辈们的工作学习方法，具备人文品格，遵循人文精神，落实人文关怀	3.1人文素养	小组讨论（1）：在身体评估时如何做一个有温度的护士？通过小组讨论后，小组代表汇报，根据小组讨论评分表（见表5-3）进行评价，重点考查学生的人文素养

续表

课程章节（模块）	课程内容	课程思政元素	教学素材	教学实施建议	支撑专业课程思政二级指标	考核评价
	听诊	创新精神	材料：胸腔医学之父——法国医师林奈克发明听诊筒	通过讲解林奈克发明听诊筒的事迹，林奈克从两个小孩玩长木梁两端游戏受到启发，用纸卷成圆锥筒做听诊器。引导学生通过小组讨论，培养学生在学习专业知识技能的过程中，通过观察、实验、调查、查阅文献等方法，形成良好的辩证思维、科学态度和科学精神	3.3 科学素养	小组讨论（2）：你还知道哪些视触叩听的发明？小组代表汇报，根据小组讨论评分表（见表5-3）进行评分。重点考查学生的科研素养
模块二：问诊	叩诊	创新精神	材料：奥恩布鲁格发明了叩诊	专业教师引入奥恩布鲁格发明叩诊的故事，通过引导学生小组讨论，培养学生树立科学态度，了解科学知识、掌握科学方法，培养科学的价值观	3.3 科学素养	小组讨论（3）：通过小组讨论后，小组代表汇报，根据小组讨论评分表（见表5-3）进行评分。重点考查学生的科学素养
	发热概述	严谨求实	材料：10岁儿童体检温度37.5℃的案例	通过教师讲解一个运动量很大的10岁儿童体检时温度37.5℃，相关辅助检查结果均为阴性，引出助产专业的学生应该系统地掌握健康评估的基本理论，基本知识和基本技能是非常重要的。帮助学生掌握科学的同步方法，培养科学的思维方式，养成严谨求实的科学素养	3.3 科学素养	小组讨论（4）：学生以小组为单位讨论，并撰写讨论报告，根据小组讨论评分表（见表5-4）进行评分，重点考查学生的科学素养

续表

课程章节（模块）	课程内容	课程思政元素	教学素材	教学实施建议	支撑专业课程思政二级指标	考核评价
	发热评估	文化自豪社会使命	材料：屠呦呦发现青蒿素	教师通过讲解诺贝尔医学奖获得者屠呦呦发现青蒿素的事迹，引导学生崇尚老前辈们学习，感爱中华优秀文化自信，增强学生内在的精神品质，着力培养学生的责任感和使命感，生为社会主义奋斗的责任感	1.3 文化自信 2.4 社会责任	课后作业（3）：撰写读后感，根据课后作业评分表（见表5-6）进行评分，考查学生的政治认同、家国情怀
模块二：问诊	呼吸困难	救死扶伤	案例：新冠肺炎病人案例	专业教师通过讲解新冠肺炎病例，引导学生通过角色扮演，学习临床医务工作者"敬佑生命、救死扶伤、甘于奉献、大爱无疆"的医德医风，着力培养学生的医德医风	5.2 医德医风	课后作业（4）：角色扮演，根据课后作业评分表（见表5-6）进行评分，考查学生的医德医风
	咯血咳血	严谨求实爱岗敬业	案例：一个肺结核咯血病人的抢救	教师通过讲解一个肺结核咯血病人的抢救，引导学生学习临床医务工作者临床上抢救病人时的救死扶伤、正直善良、严谨求实的爱岗敬业、厚德仁爱，培养学生树立爱岗敬业、无私奉献、救死扶伤的职业精神，培养学生树立爱岗敬业、无私奉献、救死扶伤的职业精神	3.3 科学素养 3.4 心理修养 5.2 医德医风	课堂测验（1）：以案例分析的形式展开课堂测试，根据课堂测验评分表（见表5-5）进行评分，重点考查学生的科学素养、医德医风

续表

课程章节（模块）	课程内容	课程思政元素	教学素材	教学实施建议	支撑专业课程思政二级指标	考核评价
模块二：问诊	咳嗽咳痰	法治意识 爱岗敬业	材料：肺结核病人随地吐痰案例	专业教师在讲授这部分内容时通过讲解肺结核病人随地吐痰的危害，引出护患沟通时的注意事项，培养学生爱岗敬业的职业精神，一丝不苟的工作态度，遵法守法的社会公德	4.1 法治认同 5.2 医德医风	课后作业（5）：撰写观后感（见表5-6）根据课后作业评分表进行评分，重点考查学生的法治认同、道德修养
	身体评估方法	传统文化 科学态度	材料：中医诊断方法——望闻问切	在讲授身体评估方法——视诊、触诊、叩诊、听诊、嗅诊时，通过引入中医诊断——望闻问切相关历史资料，并组织学生进行分组讨论中医评估方法与所学知识的异同，使学生在深入掌握所学知识的同时，引导学生热爱祖国的灿烂文化，增强文化自信，并促使使学生建立科学态度，培养科学价值观	1.3 文化自信 3.3 科学素养	小组讨论（5）：以中医的望闻问切与身体评估方法的异同点为题，展开小组讨论，小组撰写讨论报告（见表5-4）进行评分。促进学生对知识的掌握，培养学生对中国传统文化的自豪感
模块三：身体评估	一般状态评估	时代精神 勇于创新	材料：体温计和血压计的发明	一般状态的评估内容包括年龄、性别、生命体征、营养、意识状态等内容，在讲授生命体征评估时，引入伽利略发明体温计以及尤利乌斯发明血压计的材料，引导学生分析讨论各类医疗卫生护理对时代发展的促进作用，使学生感悟前辈求真务实、勇于创新、奋争勇先的创新精神、责任意识、创新意识，通过学习此内容，鼓励学生积极参加"互联网+"，大学生创新创业项目，提升专业水平和从业能力	2.3 时代追求	小组讨论（6）：小组讨论课写报告，根据小组讨论评分表（见表5-4）进行评分，重点培养学生与时俱进、勇于创新的意识

续表

课程章节 （模块）	课程内容	课程思政元素	教学素材	教学实施建议	支撑专业课程 思政二级指标	考核评价
	甲状腺评估	民族意识 使命担当	素材："加碘盐"的故事，"大脖子病"图片	甲状腺评估是判断甲状腺疾病的主要方法和手段，讲解甲状腺肿大的病因，展示甲状腺肿大的图片，同时引入"加碘盐"的故事，使学生从防治专家中感悟"医之大者、为国为民"的民族意识和使命担当，引导学生树立生命全周期、健康全过程的大健康观；坚定实现从卫生大国走向卫生强国的信心，培养学生将个人理想融入健康中国事业中，为中华民族伟大复兴而奋斗的使命担当	1.2 理想信念	课后作业（6）：谈谈个人的人生理想，字数不限，根据课后作业评分表（见表5-6）进行评分，重点培养学生的理想信念
模块三： 身体评估	腹部评估	仁心仁术 至精至微	材料：老医学家们临床工作中的一些"小事"	腹部评估方法主要包括视诊、听诊、叩诊、触诊，其内容包括腹壁及腹腔内脏器的触诊。授课中通过引入国内医学大家们在日常查体中的一些"小事"，比如，把手在口袋里捂热，然后再去检查病人的身体；冬天查房时，先为病人做完检查后，顺手为他们拉好衣服、系腰带，披好被角。以此强化学生自觉践行老医学角，使学生意识到"仁心仁术、至精至微"的医学品德，方能德艺双馨	3.1 人文素养	课堂测验（2）：以"腹痛"为例进行腹部评估，根据课堂测验评分表（见表5-5）进行评分，重点考查学生腹部评估专业知识及人文素养

续表

课程章节（模块）	课程内容	课程思政元素	教学素材	教学实施建议	支撑专业课程思政二级指标	考核评价
	肺脏评估	无私奉献的精神、价值观、世界观	材料：《青年医生》视频	在讲授肺脏评估时，播放《青年医生》视频，观察视频中呼吸困难病人的表现，思考评估的方法，通过视频学生能形象地感受到临床工作的紧急性和重要性以及医务人员的无私奉献精神，激发学生学习的动力，促使学生立足护理专业，树立正确的人生观、价值观，培养学生良好的护理专业素养，严谨科学的工作态度及无私奉献的精神	2.1 人生价值 3.3 科学素养	课后作业（7）：根据视频材料课写观后感，字数约500字左右，根据课后作业评分（见表5-6）进行评分，重点考查学生的人生观、价值观
模块三：身体评估	心脏评估	严谨求实	案例：急性左心衰竭病人的抢救	学习心肺听诊前，通过往届学生实训时的一些"糗"事，如实训考核时因紧张忘记带听诊器耳件也能"听"到心率等事件作导入课程，引导学生讨论，培养学生坚守职业道德、求真务实，具有诚实守信的职业操守，求真实、"慎独"的职业作风	5.2 医德医风	课后作业（8）：课后教师提供教学案例，学生根据案例进行角色扮演并拍摄作业提交评分（见表5-6），考查学生的专业知识，培养学生良好的医学品德

续表

课程章节（模块）	课程内容	课程思政元素	教学素材	教学实施建议	支撑专业课程思政二级指标	考核评价
模块四：辅助检查	血液一般检查——标本采集	专业规范 职业道德	材料：血液标本采集规范、血液检查规范及相关血液法律法规	血液一般检查属于临床常见的实验室检查之一，临床中可作为客观资料，协助护士观察判断病情，作出恰当的护理诊断。而患者检验的准备、标本的运送、标本保存条件及时间等是否影响检验的最终结果，这些因素将会直接影响检验的最终结果，结合本部分内容，引入血液标本采集规范、血液检查规范准则以及相关血液法律法规，引导学生增强敬畏法律、崇尚法治的意识，专业规范中自觉履行责任则、医疗规则的意识，树立遵守社会规守相关法律法规，在护理实践中遵能够在护理实践中自觉履行责任	4.3 遵守规则	小组讨论（7）：小组讨论、组长汇报根据小组讨论评分表（见表5-3）进行评分，重点对血液检查注意事项分组讨论，重点考查学生对相应职业规则及法律法规的认识
	心电图基础知识	突破陈规 解放思想	心电图的百年发展史	在讲授心电图基础知识时，课前通过学习平台推送"心电图的百年发展史"使学生初步了解心电图产生的原理，课中组织学生讨论，使学生深刻体会科学进步的艰辛以及重要性，引导学生在学习中解放思想、求真务实，突破陈规、大胆创新，学习此内容培养学生奋勇争先，敢于创造的时代精神	2.3 时代追求	小组讨论（8）：小组讨论、组长汇报根据小组讨论评分表（见表5-3）进行评分，培养严谨的科学精神和服务社会的意识

续表

课程章节（模块）	课程内容	课程思政元素	教学素材	教学实施建议	支撑专业课程思政二级指标	考核评价
模块四：辅助检查	心电图描记	评判性思维 严谨求实	教学案例：一名眼部疾患病人，因心电图检查操作不当，导致异常，检查结果呈现延迟眼部手术	进行心电图描记时教师提出问题：如果操作中病人左右手导联接反了，心电图结果会发生改变吗？组织学生讨论汇报，同时列举教学案例：一名眼部疾患病人，入院后常规心电图检查，操作者将左右手导联线接反导致心电图结果呈现异常导致异常，被误诊为高侧壁异常 Q 波而延迟手术，以此警示学生。学习此内容要求学生熟练掌握心电图的操作技能，同时具备科学思维能力，培养学生树立严谨认真、一丝不苟的工作态度，严格遵守职业道德规范，养成严谨求实的科学精神	3.3 科学素养	小组讨论（9）：小组讨论评分、组长汇报根据小组讨论评分表（见表 5 - 3）进行评分，培养严谨的科学精神

五、考核评价

根据"健康评估"课程思政教学实施路径中考核评价栏目规定的考核方式，过程性评价与终结性评价相结合，采用多元化考核评价方式，注重学生思想动态变化。

（一）过程性评价

1. 评价形式

评价形式（分数及占比）如表5－2所示。

表5－2 　　　　　　　　　　　　评价形式表

评价形式	小组讨论	课堂测验	课后作业
数量	9	3	8
占比	30%	23%	47%

2. 评价标准

小组讨论方式一：小组讨论，小组代表汇报。组内学生自评占30%，学生互评占40%，教师评价学生撰写报告情况占30%。适用于小组讨论（1）（2）（3）（7）（8）。

表5－3 　　　　　　　　　　　　小组讨论评分表（1）

项目	逻辑分析	沟通能力	人际合作	举止与仪表	组织协调	备注
权重	0.3	0.3	0.1	0.1	0.2	

小组讨论方式二：小组讨论，小组撰写讨论报告。组内学生自评占30%，学生互评占40%，教师评价小组报告撰写情况占30%。小组报告成绩作为小组成员成绩。适用于小组讨论（4）（5）（6）（9）。

表 5 – 4　　　　　　　　　　　　小组讨论评分表（2）

项目	主题突出	时间控制	仪表仪容	应变能力	回答问题	备注
权重	0.3	0.1	0.1	0.2	0.3	

课堂测验。本课程过程性评价中，课堂测验共 2 个，每份课堂测验满分 100 分，通过"学习通"记录学生成绩，适用于课堂测验（1）（2）。课堂测验题包括专业知识测试题和开放型测试题，专业知识测试题中客观题由"学习通"自动评判，主观题和开放型试题由教师评价，考查学生的作答是否情感、思想健康，符合题意，是否有深刻、丰富的内涵，是否有创新，开放型试题旨在激发学生自我表达能力和想象力，体现出学生的思想动态。适用于所有课堂测验。

表 5 – 5　　　　　　　　　　　　　课堂测验评分表

项目	测验完成	知识掌握	知识运用	价值正向	备注
权重	0.2	0.2	0.3	0.3	

课后作业。本课程过程性评价中，课后作业共 8 个，根据考核内容分为撰写报告和观点分析，主要考查学生是否能够根据要求查阅资料、内容和材料是否详实、是否能够将相关专业知识及理论联系，适用于课后作业（1）（2）（3）（5）（6）（7）；角色扮演视频拍摄，主要考查学生是否能综合应用能力、条理是否清晰，解决问题的方法是否有创新性，适用于课后作业（4）（8）。课后作业根据学生完成情况由任课教师综合评定，采用五级制方式赋分。

表 5 – 6　　　　　　　　　　　　　课后作业评分表

项目	作业完成	知识掌握	知识运用	价值领悟	备注
权重	0.4	0.2	0.2	0.2	

（二）终结性评价

本课程采取统一命题、闭卷考试的终结性考核方式。考核内容既要考查学生专业知识掌握和综合应用情况，又要考查学生科学系统的思维模式和全局观念，严谨耐心、专注坚持、爱岗敬业工作作风的养成情况，团队协作能力和探索创新意识的养成情况。

第六章

"内科护理学"课程思政教学设计

一、课程基本情况

"内科护理学"是助产学专业的一门专业核心课程,是研究内科常见疾病的病因、临床表现、诊断、治疗及对内科疾病病人进行整体护理的一门临床护理课程,共96学时,6学分,其中理论78学时,实训18学时。

通过本课程的学习,使学生了解内科护理学常见病、多发病的病因及发病机制,熟悉内科护理学常见病、多发病的实验室检查、诊断及治疗,掌握内科护理学常见病、多发病的临床特点及护理要点,能运用护理程序对患内科疾病病人进行护理评估,分析和解决护理常见问题,制订护理计划并为护理对象实施整体护理,具备内科常见诊疗技术与护理,以及配合急危重症抢救、应急救护的能力,为从事临床护理及助产工作奠定基础。

二、课程思政目标

本课程围绕助产学专业育人目标,结合课程特点,注重知识传授、能力培养与价值塑造的统一,在思政教育上要达到以下目标:

(1)结合肺部感染预防、心脏瓣膜病概述、贫血概述等内容,培养学生拥护中国共产党的领导,坚定中国特色社会主义理想信念,引导学生将个人理想信念融入健康中国事业,增强文化自信,拓宽国际视野,提高政治认同。

(2)结合呼吸衰竭病人治疗与护理、原发性高血压概述、原发性高血压健康指导、再生障碍性贫血护理等内容,培养学生树立正确的世界观、人生观、价值观，发扬勇于创新的时代精神，激发学生的民族自豪感，弘扬为国奉献的家国情怀。

（3）结合支气管哮喘护理、消化性溃疡实验室检查、系统性红斑狼疮护理、类风湿关节炎护理等内容，培养学生严谨求实的科学态度、树立以人为本的理念、珍爱生命的心理素养、全心全意为护理对象服务的文化素养。

（4）结合肺部感染预防、肺结核概述等内容，培养学生对中国特色社会主义法治体系的认同感、不断增强依法行护的法治意识。

（5）结合慢性支气管炎病因、心肌梗死护理、肝硬化护理等内容，培养学生保护环境、奉献社会、传承"大医精诚、厚德仁爱"的道德追求、树立高尚品德的道德修养。

三、课程内容与思政元素

（一）模块一：呼吸系统疾病病人的护理

1. 呼吸系统概述

据2015年中国统计年鉴统计结果显示，我国前10位死亡率中，呼吸系统疾病在城市及农村人口的主要疾病死亡率及死因构成中均占第4位，仅次于恶性肿瘤、脑血管疾病和心血管疾病，发病率逐年增加，呈慢性病程。慢性呼吸系统疾病的发生与进展，与空气污染有密切关系，较低浓度的污染物也会刺激呼吸道引起支气管收缩，使呼吸道阻力增加并减弱呼吸功能。通过此内容，让学生深刻认识到空气污染对慢性呼吸疾病影响，引导学生从自身做起保护环境，减少环境污染，降低呼吸系统疾病的发病率，做好大众呼吸健康的守护者，培养学生将个人理想信念融入卫生强国事业中。

2. 肺部感染病因

肺部感染是呼吸系统常见病，以细菌、病毒、真菌、寄生虫等感染最为常见，还有理化因素、免疫损伤、过敏损伤、药物过敏等因素。尽管新的强效抗生素和有效疫苗不断投入临床应用，其发病率和死亡率仍然很高。病因学分类对肺炎治疗起决定性意义，但目前有些新型肺部感染的病因并不明确，为肺部感染的治疗带来了一定的困难，作为临床医务工作者，在探究肺部感染病因时要科学探究、严谨求实，为肺部感染临床治疗及护理提供依据。以此激发学生勇于探究、敢于创造，培养学生严谨求实的科学精神及高尚的个人品德。

3. 肺部感染预防

肺部感染流行病学在近年来发生了较大的变迁，耐药率及难治性病例也随之增多。传播途径主要是通过呼吸道传播，一旦病原微生物经过飞沫、空气传播到抵抗力低下人群中，往往就会引起呼吸道感染。对于易感人群，疫苗接种是预防肺炎主要措施。引导学生意识到，接种疫苗既是我国公民的权利也是应履行的义务，培养学生运用相关法律法规保护护理对象和自身权益的意识。

4. 肺结核概述

肺结核是由结核分枝杆菌引起的慢性肺部感染性疾病，痰菌（＋）者称为传染性肺结核。世界卫生组织（WHO）发布的《2018年全球结核病报告》显示，2017年全球的结核病潜伏感染人群约为17亿（占世界人口的23%），新发结核病病例约为1000万例，发病率为133/10万。这意味着，每5个人中就有1人为结核分枝杆菌潜伏感染者，每10万人中有133人为新发结核病病人。结核病呈现高感染率、高患病率、高耐药率、死亡人数多和地区患病率差异大的特点。近年来，随着结核病防治工作的大力开展，我国结核病总体的疫情虽有明显下降，但流行形势仍十分严峻。让学生充分认识到，结核病的防治仍是一个需要高度重视的公共卫生问题，了解党和政府对全国人民健康的高度重视，引导学生认同中国特色社会主义法治体系，强化学生全面健康意识，培养学生全局观念及强烈社会责任感。

5. 肺结核护理

肺结核大咯血最危险的并发症是发生窒息，直接危及生命，需要采取急救措施。大咯血及意识不清的病人，需要密切观察病人病情变化，一旦出现窒息征象，应迅速排出在气道和口咽部的血块，必要时用吸痰管进行负压吸引。病人大咯血时有时会将血液咯到床单、被罩、地面甚至护士的衣服等，此时护士应沉着冷静地帮助病人将血咯出，同时关注病人心理恐惧，给予安慰。通过此内容，让学生感悟救死扶伤、敬业精神，培养学生以人为本，生命至上的人文情怀。

6. 肺结核预防

肺结核被列为我国重大传染病之一，是严重危害人民群众健康的呼吸道传染病。肺结核的预防应该从控制传染源、切断传播途径、保护易感人群三方面进行。保护易感人群的主要措施有卡介苗接种，其接种对象主要为未受感染的新生儿、儿童及青少年。接种卡介苗是我国预防接种、免疫规划的政策方针之一。让学生认识到，预防接种是我国政府提供的一项重要基本公共卫生服务，体现了我国以人为本、把维护人民健康权益放在第一位的公共卫生理念，同时引导学生对中国特色社会主义法治体系的认同感，培养学生在公共生活中遵守社会公德。

7. 支气管哮喘概述

支气管哮喘（bronchial asthma）是气道慢性炎症为特征的异质性疾病，这种慢性炎症与气道高反应性相关，通常出现广泛而多变的可逆性呼气气流受限，导致反复发作的喘息、气急、胸闷和（或）咳嗽等症状，强度随时间变化。若长期反复发作可并发肺源性心脏病、支气管扩张等慢性呼吸系统疾病。通过支气管哮喘概述，引导学生勤于思考，充分认识支气管哮喘的危害，重视哮喘规范化治疗，提高预防意识，培养学生良好的职业道德，同时提高护理对象早期识别、自我救治能力，进而降低哮喘的死亡率。

8. 支气管哮喘护理

支气管哮喘急性发作时，可以根据病情的严重程度分级，分为轻度、中度、重度和危重度四级。护理哮喘病人时，需通过护理评估识别哮喘发作的先兆表现和病情加重的征象，根据不同分级给予对症护理。通过支气管哮喘护理，强调"缜密精细"体格检查及病情监测的重要性，培养学生认真严谨的工作态度，形成评判性思维模式，护理病人时树立以人为本的理念，培养人文关怀素养。

9. 慢性支气管炎的病因

慢性支气管炎是气管、支气管黏膜及周围组织的慢性非特异性炎症。本病的病因尚不完全清楚，可能是多种环境因素与机体自身因素长期相互作用的结果。临床证明，慢性支气管炎的复发与大气污染息息相关，慢性支气管炎患者在雾霾天更容易引起。除此，野生动物的病原体突破物种屏障也会感染给人类，导致慢性支气管炎的复发与加重。通过此部分，让学生认识到生态环境的破坏已经威胁到人类的健康和生存,践行"绿水青山就是金山银山"和"坚持人与自然和谐共生"重要理念,呼吁尊重自然,敬畏生命,善待野生动物,增强学生保护环境的责任感,成为保护环境的倡导者和践行者。

10. 慢性阻塞性肺疾病概述

慢性阻塞性肺疾病(chronic obstructive pulmonary disease,COPD)是一种具有气流阻塞特征的慢性支气管炎和(或)肺气肿,可进一步发展为肺心病和呼吸衰竭的常见慢性疾病。与有害气体及有害颗粒的异常炎症反应有关,致残率和病死率很高。COPD重要危险因素之一是吸烟,烟草中的焦油、尼古丁和氢氰酸等化学物质具有多种损伤效应,使气道净化能力下降、黏液分泌增多、气道阻力增加和诱发肺气肿形成等。通过此部分,引导学生认识到吸烟的危害,呼吁学生杜绝烟草,珍惜健康,为"健康中国"保驾护航,培养学生讲究公共卫生、保护公共环境、领悟社会责任感。

11. 慢性阻塞性肺疾病临床表现

慢性阻塞性肺疾病起病缓慢,病程较长,主要症状包括慢性咳嗽、咳痰、气短或呼吸困难、喘息和胸闷、其他症状等。由于COPD可引起肺功能进行性减退,严重影响病人的劳动力和生活质量,从而造成巨大的社会和经济负担,患者及家属也会产生极大心理压力。COPD病情严重程度评估通常采用症状评估、肺功能评估、急性加重风险评估等。COPD病情观察中,除了上述评估,还要注意观察疾病早期、中期、晚期病人的精神心理状态。引导学生不仅要关注病人的身体健康,也应关注病人的心理健康。培养学生的爱心、耐心、同情心、责任心,学会体会理解病人的病痛和心情,树立高尚品德。

12. 呼吸衰竭病人治疗与护理

呼吸衰竭病人治疗、护理时要注意纠正低氧血症,对于严重缺氧和伴有二氧化碳潴留、有严重意识障碍、出现肺性脑病的病人应使用机械通气以改善低氧血症。目前俯卧位通气(Prone position ventilation,PPV)被认为是纠正急性肺损伤(Acute lung injury,ALI)和急性呼吸窘迫综合征(Acute respiratory distress syndrome,ARDS)患者难治性低氧血症的一种简便、易行的治疗护理措施。学习此部分时,引导学生查阅治疗、护理呼吸衰竭的新进方法，思考呼吸衰竭的发生原因、如何预防、诊断、有效治疗和护理，引导学生将理论知识与临床实践相结合，培养学生的创新意识、评判性思维和严谨求实的科研态度。

13. 机械通气护理

机械通气是治疗呼吸衰竭和危重患者呼吸支持最为有效的手段。呼吸衰竭病人随着呼吸困难加重，需要采用人工气道或机械通气，病人出现语言沟通障碍，影响到情感交流，可能会出现情绪低落、谵妄，甚至拒绝配合治疗和护理。在护理病人时需要了解病人、体恤病人，倾听并回应病人的需求，可使病人病痛减轻、焦虑减少、依从性增强等。因此，通过学习，培养学生学习人文知识、树立以人为中心的理念，养成人文关怀的职业素养。

（二）模块二：循环系统疾病病人的护理

1. 循环系统疾病概述

随着生活水平的不断提高，饮食结构的改变及人口老龄化，我国心血管疾病的发病率、死亡率不断上升，已成为居民死亡的首要原因，为当今社会重要的公共卫生问题。因此积极开展心血管疾病的防治和护理工作及危险因素的干预具有重要意义。通过循环系统疾病发病情况的大数据，引导学生分析心脑血管病的发病因素，让学生充分认识到心血管疾病成为当今社会的重大公共卫生问题，加强心血管病的防治工作刻不容缓，增强学生的忧患意识和为国家建设做贡献的意识与愿望，以此激发学生的社会责任感、使命感。

2. 慢性心力衰竭临床表现

慢性心力衰竭是心血管疾病的终末期表现和最主要的死亡原因，是 21 世纪心血管领域的两大挑战之一。因此早期识别、早期干预慢性心力衰竭是我们医务人员的主要职责。心功能分级为慢性心力衰竭常用的心功能评估方法，采用美国纽约心脏病协会（New York Heart Association，NYHA）的心功能分级方法，简单易行，临床应用最广，但其缺点是仅凭病人的主观感受进行评价，其结果与客观检查发现并不一定一致，且个体间的差异较大。通过慢性心力衰竭的临床表现，培养学生的临床思维能力，以增强学生在护理过程中发现问题、解决问题的能力。整个过程，鼓励学生自主学习、合作学习、探究学习，以掌握专业基本理论，培养学生的专业素养和探究精神。

3. 急性心力衰竭病因

急性心力衰竭主要病因有慢性心衰急性加重，急性心肌坏死或损伤，急性血流动力学障碍所致。有基础心脏病的病人，当输液或输血过多、过快时引发血容量增加，可诱发急性心力衰竭。心脏病的病人输液时要限制入量、控制好滴速，护士要对病人做好宣教，避免病人自行调节滴速导致输液过快而诱发急性心力衰竭。通过此内容，让学生认识到工作中有效沟通的重要性，培养学生的职业责任感，严谨、一丝不苟的工作态度。

4. 急性心力衰竭表现及抢救

急性心力衰竭起病急、病情重、病情变化快、死亡率高，对临床护士无论在知识上、技能上、个人修养等方面都提出了更高的要求。病人恐惧或焦虑可导致交感神经系统兴奋性增高，使呼吸困难加重。医护人员在抢救时必须保持镇静、操作熟练、忙而不乱，使病人产生信任与安全感。通过急性心力衰竭临床表现及抢救，让学生认识到，急性左心衰病人抢救成功，需要医护人员具备娴熟的操作技能、团队协作、拼搏精神，让学生感悟医务人员的工匠精神、创造精神以及精诚协作精神，之后能进一步端正学习态度、刻苦钻研、努力拼搏，为人类的健康事业作出贡献。

5. 心脏瓣膜病概述

随着人类文明和科学技术的进步，社会经济的发展和人们生活水平的提高，病因和疾病谱发生了很大的变化，心脏瓣膜病就是典型的案例。过去生活条件差，以风湿性心脏瓣膜病为主要表现，随着生活水平和医疗水平的提高，人群患病率正有所下降。通过此部分，让学生充分认识到近几十年国内心内科病房疾病谱的巨大变化，深深地体会中国共产党领导下的中国发展，培养学生拥护中国共产党的领导、坚定中国特色社会主义理想信念、爱国情感及责任担当。

6. 心律失常护理

心律失常的临床类型有很多，其严重程度与临床类型密切相关，例如窦性心动过速、房早、偶发室早（正常人可见），主要与情绪、精神紧张、过度劳累密切相关，适当调整自己的生活状态，可以改善室早二联律、三联律、频发多源室早、室速，而室颤却是心律失常的严重类型，往往危及病人的生命，需要临床医护人员准确识别、严密观察、迅速处理。心律失常护理时，强调学生除了应具备扎实的理论基础外，同时还要注意关注病人的心理健康，培养学生以人为中心，强化生物—心理—社会医学模式的观念。

7. 冠心病病因

目前冠心病是威胁人类健康的常见病，随着我国经济的发展，冠心病发病率逐年增加，发病年龄呈明显的年轻化趋势。学习冠心病病因时，引导学生认识到冠心病不是只有老年人才得，发病年龄越来越年轻化，目前发病年龄范围为35～55岁，告诫学生不良生活方式的危害，并养成坚持锻炼身体的好习惯，以达到增强体质、健全人格、锤炼意志的目的，从而引导学生坚定全民健康信念。

8. 心肌梗死护理

心肌梗死是急性冠脉综合征（ACS）的严重类型，起病急，进展快，院前死亡率高。心梗的预后与梗死范围的大小、侧支循环建立情况以及治疗是否及时、恰当有关。急性期的护理尤为重要，但恢复期的护理也不容忽视，应做好解释工作。目前主张早期运动，实现早期康复。但要向病人讲明活动耐力恢复是一个循序渐进的进程，既不能操之过急，过早或过度活动，也不能因担心病情而不敢活动。为病人制订个体化运动处方，并做好活动中的监测。通过此部分，让学生领悟护理工作中有效沟通的重要性，培养学生慎独的职业操守，使学生感悟职业道德及社会责任在执业过程中的重要性。

9. 原发性高血压概述

原发性高血压是临床最常见的慢性病之一，也是发生心脑血管疾病最重要的危险因素，可导致脑卒中、心力衰竭等严重并发症，严重影响病人的生活质量。我国伴随人口老龄化、城镇化的进程，人们生活方式饮食结构的改变，导致我国原发性高血压病人数量显著增加，并逐渐趋于年轻化。目前我国原发性高血压存在发病率、致死率、致残率高，知晓率、治疗率、控制率低的特点，因此高血压防治任务十分艰巨。通过原发性高血压概述，强调社区高血压健康教育的重要性，引导学生发挥自己的想象力，为实施社区健康指导的途径方法出谋划策，激发学生的家国情怀，民族责任感与创新意识。

10. 原发性高血压诊断分级

为了履行"减轻血压升高带来的全球负担"这一使命，国际高血压学会（ISH）制定了世界范围内适用的《ISH2020国际高血压实践指南》，并于 2020 年 5 月 6 日正式发布。2020 版高血压最新分级标准,取消了 3 级高血压,把 2 级和 3 级高血压统称为 2 级高血压,也就是以后高血压就分为两级,1 级高血压和 2 级高血压。凡是 2 级高血压都是比较严重的高血压。通过此内容,引导学生分析讨论新旧高血压分级标准的不同及原因,使学生意识到各种标准指标的制定既要符合国情,又与国民经济息息相关,培养学生以人为中心、开拓世界眼光、敢于创造的精神。

11. 原发性高血压健康指导

原发性高血压属慢性病,发展缓慢,如得到合理正确的治疗,一般预后良好。否则易发生靶器官损害,死亡原因以脑血管病常见,其次为心力衰竭和肾衰竭。为了提高社区居民高血压防治知识,让学生深入体会病人及家属的心情,带领学生走进社区,培养学生在社会生活实践中服务社会、奉献社会,并通过实践培养学生形成良好的辩证思维、科学态度和科学精神。

(三)模块三:消化系统疾病病人的护理

1. 消化性溃疡病因

近年来随着社会发展、医学科学的发展,我国消化系统疾病谱发生了很大的变化。确认幽门螺杆菌(HP)感染是消化性溃疡的重要病因,幽门螺杆菌的发现和研究进展,使消化性溃疡被彻底治愈成为可能,其发病率已呈下降趋势。1984 年,巴里·马歇尔(Barry J. Marshall,1951)和另一位医生莫里斯(Morris)为了进一步证实幽门螺杆菌就是导致胃炎、消化性溃疡的罪魁祸首,不惜喝下含有这种细菌的培养液,大病一场。通过此内容,让学生感受医学前辈为追求真理甘于奉献的精神,同时引导学生不论是在学习中还是在将来执业、创业过程中,都要有勇于克服困难、不怕挫折、不甘落后、奋勇争先、追求进步的精神。

2. 消化性溃疡临床表现

胃溃疡(gastric ulcer,GU)和十二指肠溃疡(duodenal ulcer,DU)是消化性溃疡最为常见类型。消化性溃疡以上腹疼痛为主要症状,其特点为慢性疼痛,呈周期性和节律性发作,有自然缓解和反复发作的倾向。多数病人疼痛有典型的节律,DU 表现为空腹痛,而 GU 的疼痛多在餐后 1 小时内出现。部分病人无上述典型疼痛,而仅表现为无规律性的上腹隐痛不适,也可因并发症而发生疼痛性质及节律的改变。通过此部分，让学生学习思考并归纳总结出 GU 与 DU 临床特点及鉴别。引导学生评判性思维的形成，培养学生分析问题解决问题的能力。

3. 消化性溃疡实验室检查

内镜检查为诊断消化性溃疡的主要手段，目前消化内镜几乎可以到达消化系统的所有脏器，不仅可以观察到病变部位的外观变化，直接取标本进行病理学检查，还可以在内镜下行局部微创治疗。当然这些新技术的出现亦给我们的护理工作提出了更高的要求。通过消化性溃疡实验室检查，引导学生感知科技进步给人类带来的福音。同时能够让学生发现伟大的发明就源于身边，要勤于思考，勇于探究，善于发现，勇于创新。

4. 肝硬化病因

肝硬化往往是各种慢性肝病发展的晚期阶段，在我国以病毒性肝炎为主要原因，欧美国家以慢性酒精中毒为主。反复或长期感染血吸虫病者，虫卵及其毒性产物在肝脏汇管区沉积，刺激纤维组织增生，导致肝纤维化和门静脉高压，称为血吸虫病性肝纤维化。华支睾吸虫寄生于肝内、外胆管内，引起胆道梗阻及炎症（肝吸虫病），可进展为肝硬化。20 世纪 50 年代以前，我国血吸虫病导致的"寡妇村""棺材田"等悲惨景象。新中国成立后血防工作成为政府关注的重点，血吸虫病因此得到了控制。通过此部分，让学生深刻地体会中国共产党领导下的中国快速发展，从而倡导学生拥护中国共产党的领导、坚定中国特色社会主义理想信念、增强爱国情怀及责任担当。

5. 肝硬化护理

病毒性肝炎具有传染性，肝硬化最常见的病因是病毒性肝炎。在肝硬化病人的护理中可能会对护理人员及家属造成一定的心理困扰。肝硬化病人大量腹水时，应避免使腹内压突然剧增的因素，例如剧烈咳嗽、打喷嚏等，保持大便通畅，避免用力排便。南丁格尔奖章获得者青岛市传染病护士李桂美，曾经为了减轻病人的痛苦，用手为晚期肝硬化老人一点一点地抠出干结的大便，充分体现了我们护理老前辈爱岗敬业、甘于奉献、敬畏生命、守护生命的精神。通过此部分，使学生理解人生价值内涵以及意义，引导学生感悟医务人员工匠精神、医者精神，培养学生养成爱岗敬业、诚实守信、勇于担当、乐于奉献的良好品质。

6. 肝性脑病护理

肝性脑病是由于严重肝病引起的以代谢紊乱为基础的中枢神经功能失调的综合征，表现出不同程度的意识障碍，使护理工作者不管在技术、体力、心理方面都面临着很大的压力。肝性脑病病人护理时，要密切注意病人早期征象，若有异常及时协助医生处理。病人因病情重、病程长、久治不愈、医疗费较高等原因，常出现烦躁、焦虑、悲观等情绪，甚至不配合治疗。因此要针对病人的不同心理问题，给予耐心的解释和劝导，尊重病人的人格，解除其顾虑及不安情绪，取得信任及合作，鼓励其增强战胜疾病的信心，并向家属讲解病情发展经过，共同参与病人的护理，提高治愈率。培养学生遵守规则、相互配合、相互促进，以及良好的职业道德、人文关怀。

7. 上消化道大出血护理

上消化道大出血是临床常见急症，特别是门静脉高压合并食管胃底静脉曲张破裂出血时，出血量大、急、病情凶险、病死率高，有效的紧急止血是挽救生命改善预后的关键，三腔两囊管压迫止血具有携带简便、操作简单的特点，是院前急救的主要措施，但置管时需要病人的有效配合才能快速准确置管，为抢救赢得时间。病人因恐惧固执地拒绝插三腔管止血，医护人员要关心、安慰病人，抢救时要忙而不乱，减少病人焦虑。通过此部分，让学生感悟医务工作者良好的职业素养，团结协作、相互配合、共同奋进的精神风貌，培养学生对个体生命的热爱和关切。

（四）模块四：泌尿系统疾病病人的护理

1. 泌尿系统疾病概述

泌尿系统是由肾、输尿管膀胱、尿道、血管和神经组成，主要生理功能是生成和排泄尿液，调节水电酸碱平衡维持内环境稳定。当这些功能出现问题时，会引起泌尿系统的相关疾病，严重时会导致慢性肾衰竭。当病人发展到慢性肾衰尿毒症期，肾移植是最佳治疗方案，但肾源紧张，为了家人的健康，也常常发生偷偷捐肾救命的感人事迹。通过此部分，引导学生明确护理的价值内涵及意义，探寻实现人生价值的条件和途径。培养学生树立正确的世界观、人生观、价值观，以及良好的护理专业素养。

2. 肾小球疾病护理

肾小球疾病是一组病变主要累及双肾肾小球的疾病，以血尿、蛋白尿、水肿、高血压和不同程度肾功能损害为主要临床表现。根据病因可分为原发性、继发性和遗传性三类。临床常见的是原发性肾小球疾病。肾小球疾病的临床分型可根据临床表现分为肾炎综合征（nephritic syndrome）和肾病综合征（nephrotic syndrome）。根据起病急缓又可分为急性肾炎综合征、慢性肾炎综合征和急进性肾炎综合征。肾小球疾病的临床表现相似，但病因不同。有效地沟通、正确地收集病史、询问病情、检查才能准确地进行相应的诊断，并给予对症治疗与护理。通过此部分，引导学生分析讨论人文问题，感悟"白衣天使"精神，坚守护士的职业伦理，遵守职业规范。

3. 尿路感染病因

尿路感染是由于各种病原微生物感染所引起的尿路急、慢性炎症，简称尿感，主要表现为尿频、尿急、尿痛等症状。留置导尿管或拔除导尿管 48 小时内发生的感染称为导管相关性尿路感染（CAUTI）。导尿管相关尿路感染是最常见的医疗保健相关感染（HAI）。《导尿管相关尿路感染预防与控制技术指南》指出 5 种降低导管相关性尿路感染发生风险的措施，可显著降低导管相关性尿路感染。通过此部分，引导学生查阅导管相关性尿路感染的发生率、预防与护理措施的材料，让学生了解医护行业的同时，坚定我国实现从卫生大国走向卫生强国的信心，培养学生的爱国情怀和民族自豪感。

4. 慢性肾衰竭概述

慢性肾衰竭（CRF），简称慢性肾衰，指各种原发性或继发性慢性肾脏病进行性进展引起肾小球滤过率（GFR）下降和肾功能损害，出现以代谢产物潴留，水、电解质和酸碱平衡紊乱和全身各系统症状为主要表现的临床综合征。在学习慢性肾衰概述部分，向同学们介绍泌尿外科奠基人吴阶平的事迹，学习老一辈科研工作者仁者大爱、爱国、敬业的精神。引导学生感悟青年一代献身中国特色社会主义建设的历史使命，激发学生的探索精神，主动担负起献身中国特色社会主义建设的历史使命。通过此部分，培养学生坚定的理想信念和全心全意为护理对象的健康服务的精神。

（五）模块五：血液系统疾病病人的护理

1. 血液系统疾病概述

血液系统由血液和造血器官及组织所组成。血液系统疾病系指原发或主要累及血液和造血器官的疾病，简称血液病。血液学近年来发生了突飞猛进的发展，对整个医学科学有重大影响。通过血液系统疾病概述的教学，使学生建立对血液及造血系统的认识，熟悉血液及造血系统疾病的诊断与治疗原则。引导学生查阅血液学发展史中重要的发明和发现，引导学生了解不同时代中的"甘于奉献、大爱无疆"的医者精神，立志投身于健康中国的伟大事业。通过此部分，培养学生的责任意识、创新意识，树立严谨认真、一丝不苟的工作态度，严格遵守职业道德规范，养成严谨求实的科学精神。

2. 贫血概述

贫血是指单位容积外周血液中血红蛋白浓度、红细胞计数和血细胞比容低于相同年龄、性别和地区正常值低限的一种常见的临床症状。贫血不是一种独立的疾病，各系统疾病均可引起程度不同的贫血。引起贫血病因有失血性贫血、红细胞破坏增多、红细胞生成减少所致，除此，疟疾也会破坏红细胞，导致出现贫血。通过此部分，讲解传统祖国医学的经验事迹，激发学生对传统中医文化的自豪感，树立文化自信，同时培养学生致力于为人民健康无私奉献的强烈的社会责任感。

3. 缺铁性贫血护理

缺铁性贫血（IDA）属于小细胞性贫血，是由于机体储存铁减少，影响血红素合成所引起的贫血。缺铁性贫血病因包括需铁量增加而铁摄入不足，铁吸收障碍，铁丢失过多等因素相关。贫血会导致全身各个系统缺血缺氧，例如心脑血管缺血、缺氧可能会出现急性心脑血管事件发生，比如急性心肌梗死、脑梗死，而消化系统缺血、缺氧也可以导致腹胀、纳差、嗳气、消化不良。缺铁还会引起黏膜炎，有一部分患者还会出现饮食的改变，比如异食癖，是指进食一些泥土、木料等。通过讲解使学生了解缺铁性贫血的常见病因，认识病因治疗的重要性，熟悉缺铁性贫血的特征性表现及实验室检查特点，激发学生的学习兴趣，营造以学生为中心的课堂氛围，培养学生分析问题、解决问题和综合应用知识的能力。通过此部分，着重培养学生的责任意识、创新意识和良好的职业道德精神。

4. 再生障碍性贫血护理

再生障碍性贫血由多种病因导致的骨髓造血功能衰竭症，主要表现为贫血、出血、感染综合征。可分为重型再障和非重型再障。近年来，多数学者认为，再生障碍性贫血的发生是免疫异常、造血微环境与造血干细胞量的改变是免疫损伤所致的结果。通过引用"绿水青山就是金山银山"和造血干细胞移植相关内容，激发学生环保意识，增强文化自信和民族自豪感。通过此部分，培养学生家国一体的民族意识和为人民健康无私奉献的强烈的社会责任感。

5. 白血病病因

白血病是一类造血干细胞的恶性克隆性疾病。其克隆中白血病细胞增殖失控、分化障碍、凋亡受阻，而停滞在细胞发育的不同阶段。在骨髓和其他造血组织中，白血病细胞大量增生累积并浸润其他器官和组织，而正常造血功能受抑制，以外周血中出现形态各异、为数不等的幼稚细胞为特征。学习白血病病因时，讲解感人事迹和世界名人事迹，激发学生专业学习热情。通过此部分，培养学生的民族自豪感和社会责任感，同时具有献身科学，造福人类的精神。

6. 慢性白血病治疗

慢性白血病按细胞类型分为慢性髓系白血病（CML）、慢性淋巴细胞白血病（CLL）及少见类型的白血病。目前伊马替尼已成为 CML 的首选治疗。通过此部分，了解特效药伊马替尼的变迁，引导学生关注时代民生、公共卫生体系改革和追求崇高的职业理想。通过该部分的学习，培养学生的责任感、恪尽职守、精益求精的工作态度和创造性思维。

7. 急性白血病治疗

急性白血病是造血干细胞的恶性克隆疾病，发病时骨髓中异常的原始细胞及幼稚细胞（白血病细胞）大量增殖并广泛浸润肝、脾、淋巴结等脏器，抑制正常造血。临床上以进行性贫血、持续发热或反复感染、出血和组织器官的浸润等为主要表现，以骨髓和外周血中出现大量原始和（或）早期幼稚细胞为特征。白血病是造血系统肿瘤性疾病，虽然难治，但近年来白血病治疗已取得较大进展，疗效明显提高。讲解急性早幼粒细胞白血病成为首个可治愈的白血病。教育学生要有全心全意为病患服务的工作态度，激发学生自立自强、奋斗拼搏的民族精神。通过此部分，引导学生树立正确的世界观、人生观、价值观，培养学生良好的护理专业素养。

8. 白血病预防与护理

白血病病人由于正常白细胞减少，中性粒细胞减少，非常容易受细菌、病毒等微生物的感染，治疗期间抵抗力更低，往往由于严重感染而使病情加重，甚至死亡。所以白血病预防与护理显得尤为重要。通过讲解我国白血病的发病情况、预后情况材料及中华骨髓库现状。了解目前我国有上百万的白血病病人，其中大多为儿童，因为没有等到相配的造血干细胞，很多病人的生命火焰即将熄灭。在讲解白血病的预防与护理时，普及相关知识，鼓励更多的适龄健康公民加入中华骨髓库，献出爱心；普及脐带血保存知识，鼓励更多健康孕产妇捐献脐带血。通过此部分，培养学生的社会责任感及民族精神。

9. 白血病健康指导

在恶性肿瘤所致的死亡率中，白血病在儿童及 35 岁以下成人中居第一位。白血病病人所要承受的心理跟经济压力都比较大，治疗费用比较高，引用《关于开展儿童血液病、恶性肿瘤医疗救治及保障管理工作的通知》，文件指出：2019 年 8 月底，全国确定了首批 113 家儿童血液病定点集中救治医疗机构和 77 个实体肿瘤诊疗协作组，做好儿童血液病、恶性肿瘤救治保障工作，进一步解决群众最急最忧最盼的紧迫问题。让学生看到国家的巨大变化，体会到社会主义制度的优越性，让生长在这样的国家而自豪。通过此部分，培养学生民族自豪感和社会责任感。

（六）模块六：内分泌系统疾病病人的护理

1. 甲状腺疾病概述

甲状腺疾病是指发生在甲状腺这个内分泌器官上的一些病症。在临床上常见的疾病包括有单纯性或者结节性的甲状腺肿、甲状腺功能亢进或者减低、甲状腺的炎症、甲状腺腺瘤以及甲状腺的恶性肿瘤如甲状腺癌等。通过甲状腺肿大的表现，启发学生思考为什么吃碘盐？积极引导学生主动思考、归纳、总结的能力。通过本部分的学习，认识到饮食健康是一种社会责任，医学生要用自己专业的知识、专业素养承担这种健康责任，防病于未然。培养学生高度的社会责任感和良好的专业素养。

2. 甲状腺功能亢进概述

甲状腺疾病是指发生在甲状腺这个内分泌器官上的一些病症。在临床上常见的疾病包括单纯性或者结节性的甲状腺肿、甲状腺功能亢进或者减低、甲状腺的炎症、甲状腺腺瘤以及甲状腺的恶性肿瘤如甲状腺癌等。通过甲状腺肿大的表现，启发学生思考为什么吃碘盐？积极引导学生主动思考、归纳、总结的能力。通过此部分，认识到饮食健康是一种社会责任，医学生要用自己专业的知识、专业素养承担这种健康责任，防病于未然。培养学生高度的社会责任感和良好的专业素养。

3. 甲状腺功能亢进护理

典型的甲状腺功能亢进症的患者是处于高代谢的状态、甲状腺肿及眼征。对于甲状腺功能亢进症较重而未治疗或治疗不充分的病人，易演变成甲状腺危象，甲状腺危象是甲状腺毒症加重的一个综合征。对于甲状腺功能亢进护理是尤为重要的，需要学生能发现问题、解决问题。通过此部分，培养学生善于思考、勇于创新及团队协作能力。

4. 糖尿病护理

糖尿病是由遗传和环境因素共同作用而引起的一组以慢性高血糖为特征的代谢性疾病。因胰岛素分泌和（或）作用缺陷导致碳水化合物、蛋白质、脂肪、水和电解质等代谢紊乱。随着病程延长，可出现眼、肾、神经、心脏、血管等多系统损害。重症或应激时还可发生酮症酸中毒、高渗高血糖综合征等急性代谢紊乱。通过胰岛素的发现——医药界的奇迹，引导学生保持科学态度，用发展的眼光看问题、解决问题。培养学生的创新性和严谨性的科学思维。

5. 糖尿病血糖测定

血糖是指血液中糖的浓度，高血糖或低血糖都对人体造成危害。对于糖尿病患者血糖监测有着重要的意义。通过血糖监测，可以及时地了解自身血糖水平及病情的变化，有助于医生制订和调整治疗方案。糖尿病血糖测定需要学生将理论与实践有机结合。通过此部分，培养学生团队协作意识、灵活创新的能力。

（七）模块七：风湿性系统疾病病人的护理

1. 系统性红斑狼疮护理

系统性红斑狼疮（SLE）是一种多发于青年女性的累及多脏器的慢性自身免疫性疾病，早期、轻型和不典型的病例日渐增多。该病病因复杂，其主要临床特点为全身多系统和脏器受累、反复地复发与缓解、体内存在大量自身抗体等，若不及时治疗，可能会造成受累脏器的不可逆损害，最终导致病人死亡。通过此部分，让学生了解系统性红斑狼疮发生的原因及如何预防、诊断、治疗和护理。通过此部分，引导学生加强对病人的心理护理，尊重病人，培养学生职业道德，同时鼓励学生保持良好的心理状态、乐观的人生态度，引导学生肯定自我、积极乐观、热爱生命，强化道德意志和道德信念。

2. 类风湿关节炎护理

类风湿关节炎（RA）是以侵蚀性、对称性多关节炎为主要临床表现的慢性、全身性自身免疫性疾病。其特征是手、足小关节的多关节、对称性、侵袭性关节炎症，多伴有关节外器官受累，可以导致关节畸形及功能丧失。通过类风湿关节炎的特殊改变，通过此部分，注重培养学生在护理工作中的艺术表现力，面对不同的病人，能够发现美、创造美，同时尊重护理对象，体现平等、博爱思想。

（八）模块八：神经系统疾病病人的护理

1. 神经系统疾病概述

神经系统是人体最精细、结构和功能最复杂的系统。神经系统疾病主要表现为运动、感觉和反射障碍，如病变累及大脑时，常常出现意识障碍与精神症状。通过此部分，让学生感同身受，体会病人失语、偏瘫、感觉障碍后的不便，最需要什么样的服务需求。培养学生创新意识，使学生在学习中能结合临床实践，使用或创造适应病人康复的器具满足病人需求，提高优质护理服务。

2. 脑血管疾病概述

随着我国生活方式和环境的改变，脑血管疾病的发病率呈逐年增加的趋势，并且越来越年轻化。脑血管疾病发病的特点：发病率高、复发率高、致残率高、死亡率高。近几年随着疾病诊断、治疗技术和康复护理的长足发展，脑卒中抢救的成功率明显提高，然而仍然面临许多问题，如怎样做好脑血管病的一级预防、减少其发病率，如何落实卒中病人的早期康复干预、减轻致残、提高其生活质量等，都给护理工作带来很多新的挑战，需要我们为之共同努力。通过此部分，引导学生了解脑血管疾病发生的原因，以及如何预防、诊断、治疗和护理。着重培养学生掌握基本知识的同时，具备科学思维能力，树立严谨认真、一丝不苟的工作态度，严格遵守职业道德规范，养成严谨求实的科学精神。

3. 脑梗死护理

脑梗死又称缺血性脑卒中，中医称之为卒中或中风。脑梗死指各种原因引起的脑部血液供应障碍，使局部脑组织发生不可逆性损害，导致脑组织缺血、缺氧性坏死。进而产生临床上对应的神经功能缺失表现。脑梗死发病率很高、自残率也很高，发生脑梗死中 50% 病人可能会有残疾，致死率也比较高；另外还有复发率，得了一次脑梗以后很容易再复发下一次的脑梗。通过此部分，引导学生能通过所学知识对身边周围的人进行健康宣教，能预防和延缓疾病的发生，提高病人的生活质量，增强社会责任感。

4. 脑出血护理

脑出血又称自发性脑出血，是指原发性非外伤性脑实质内出血，在我国约占全部脑卒中的 20%～30%。急性期死亡率约占 30%～40%，是急性脑血管病中病死率最高的。脑出血的病人往往由于情绪激动，费劲用力时突然发病，早期死亡率很高，幸存者中多数留有不同程度的运动障碍，认知障碍，言语障碍，吞咽障碍等后遗症。通过此部分，引导学生保持科学态度，引导学生树立"以人为本"的护理理念，工作中具有创新意识，并学习抗疫英雄甘于奉献的高尚品质。培养学生人道主义精神和全心全意为护理对象服务的精神。

5. 发作性疾病

随着我国人口老龄化的不断加剧，帕金森病病人不断增加，中国已有200 多万帕金森病患者。帕金森病不但影响患者的生活质量，还给家庭和社会带来巨大的负担和经济压力。2020 年 4 月 11 日是第 24 届帕金森病日，今年的宣传主题是"抗疫抗帕、你我同行",呼吁社会关注帕金森病人,关注老年人。虽然帕金森病不能治愈,但它不是绝症。可以通过护理人员的专业护理延缓疾病的进展,提高患者的生活质量。通过此部分,引导学生始终把人民群众的健康放在首位,激发学生的同理心,尊重患者,善于沟通,提升综合素养和人文修养。着力培养学生"敬佑生命、救死扶伤、甘于奉献、大爱无疆"的医者精神和平等、博爱,善于沟通,体现人道主义精神和全心全意为护理对象的健康服务的精神。

6. 脑卒中健康指导

脑卒中,是一种急性脑血管疾病,是由于脑部血管突然破裂或因血管阻塞导致血液不能流入大脑而引起脑组织损伤的一组疾病,包括缺血性和出血性卒中,就是人们经常听说的脑出血、脑梗。脑卒中疾病一旦发生对人体损害非常大。一旦受损,所致功能障碍恢复周期较长,严重者功能障碍可持续终生。为了更好预防脑卒中给病人带来的严重后果。作为临床医务工作者,在对病人进行健康指导时要科学探究、认真负责,以为脑卒中患者健康指导提供依据。通过此部分,培养学生团队协作能力和创新能力。

四、课程思政实施路径

"内科护理学"课程思政实施路径见表6-1。

表6-1　　"内科护理学"课程思政实施路径

课程章节（模块）	课程内容	课程思政元素	教学素材	教学实施建议	支撑专业课程思政二级指标	考核评价
模块一：呼吸系统疾病人的护理	呼吸系统概述	健康理念 保护环境	材料：1.我国常见疾病城市与农村发病率变数据演示图 2.空气污染对呼吸系统疾病影响的相关知识	专业教师采用数据演示、案例分析的方法，与学生探讨近年来我国常见疾病发生及死亡率变化情况，分析可能存在的原因；让学生了解空气污染对于呼吸健康的影响，深刻认识到我国健康事业巨大负担。培养学生保护环境的习惯，树立社会责任感；采用小组讨论的方式，组织学生分析如何在污染环境下减少呼吸疾病的发生概率，做好大众呼吸健康的守护者，培养学生将个人理想信念融入卫生强国事业中	1.2理想信念 5.1社会公德	小组讨论（1）：小组讨论我国呼吸系统疾病的病因及环境污染对呼吸系统疾病的影响，根据小组讨论评价表（见表6-3）进行评分。考核学生分析空气污染对呼吸系统疾病影响的相关知识
	肺部感染病因	勇于实践 高尚品德	材料：钟南山院士事迹	讲授肺部感染病时，通过钟南山院士事迹，并引领种南山院士敢于创造、家国情怀的高尚品德，让学生认识到人生价值与社会价值的关系，采用撰写论文式作业的形式，培养学生勇于实践，树立高尚的品德人格	2.1人生价值 5.4人个品德	课后作业（1）：以钟南山院士事迹个人心得体会为题撰写论文式作业，根据教师完成情况由任课教师根据课后作业评分表（见表6-5）综合评定。重点考查学生对肺部感染病因理解、认知，树立人生价值观及个人品德

续表

课程章节（模块）	课程内容	课程思政元素	教学素材	教学实施建议	支撑专业课程思政二级指标	考核评价
模块二：呼吸系统疾病病人的护理	肺部感染预防	忧患意识 法规保护	材料：我国全民免费接种新冠疫苗现象	讲解肺部感染预防时，采用案例分析、小组讨论等方法，结合我国新冠疫苗研制成功后，全民免费预防新冠肺炎的主要措施，让学生认识到疫苗接种的国情，个人前途与国家命运的同频共振、不可分割，感受国家接种疫苗的强大、优越性；同时感悟我国公民的权利也是应履行的义务，培养学生坚定社会主义信念，增强学生法律意识，运用相关法律法规保护护理对象和自身权益的意识	1.4 国际视野 4.4 依法行护	小组讨论（2）：围绕讨论材料进行小组讨论，组长汇报，根据小组讨论评价表（见表6-3）进行评分。重点考查学生对肺部感染预防认知，增强法律意识，培养忧患意识
	肺结核概述	社会责任 法治观念	材料：肺结核发展史、传播方式及控制策略	通过介绍结核病的发展、传播方式及控制策略等内容，使学生了解人类与结核病抗争的历史，以及我国对终结结核病的坚定决心，培养学生的文化自信，增强学生为社会主义奋斗的责任感和使命感；通过法定传染病及传染病防治法的介绍，使学生了解党和政府对全国人民健康的高度重视，了解党的行动宗旨"人民至上"的健康信仰，人民共建共享"的健康工作方针，培养学生法治思维	2.4 社会责任 4.2 法治思维	小组讨论（3）：小组讨论分析如何预防肺结核，根据小组考查学生生社会责任感，培养法治思维

续表

课程章节（模块）	课程内容	课程思政元素	教学素材	教学实施建议	支撑专业课程思政二级指标	考核评价
模块一：呼吸系统疾病病人的护理	肺结核护理	人文情怀 良好品德	案例：某肺结核病人大咯血后将血液咯到护士衣服、口罩上，护士沉着冷静的帮助患者将血咯出，避免病人出现窒息的案例	学习肺结核护理时，引入某护士护理大咯血病人的案例，采用小组讨论这位护士的救死扶伤、让学生感悟这位护士以人为本、生命至上的人文情怀以及良好的个人品德	3.1 人文素养 5.2 医德医风	小组讨论（4）：通过小组讨论后个人撰写讨论报告，根据小组讨论评价表（见表 6-3）进行评分。重点考查学生敬业核心肺结核护理知识及敬业精神的认知
	肺结核预防	法律意识 公共卫生理念	材料：卡介苗预防接种措施	以卡介苗的接种预防措施为切入点，结合同学们以住吃糖丸、打疫苗的经历，通过查阅资料、小组讨论的形式，介绍我国目前的国家免疫规划程序、内容及疫苗目前提供的种类。让学生认识到预防接种是政府提供的一项重要基本公共卫生服务、坚定我国以人为本、康权益放在第一位的公共卫生理念，培养学生的法治意识，引导学生遵守社会公德	4.1 法治认同 5.1 社会公德	小组讨论（5）：通过小组讨论、小组撰写讨论报告，根据小组讨论评价表（见表 6-3）进行评分。重点考查学生的法治认同

续表

课程章节 （模块）	课程内容	课程思政元素	教学素材	教学实施建议	支撑专业课程 思政二级指标	考核评价
模块一： 呼吸系统疾病病人的护理	支气管哮喘概述	科学思维	材料：邓丽君因哮喘死亡的案例	引用邓丽君案例，通过问题导入、小组讨论的方式，引导学生思考如果染病哪些措施可以避免或者延缓该疾病。培养学生勤于思考，重视哮喘规范化治疗，提高预防意识，重视哮喘规范化治疗，提高预防意识，培养学生养成良好的思维及科学态度，提高思维能力，树立严谨认真的科学态度，提高早期识别、自我救治能力，进而降低哮喘的死亡率	3.3 科学素养	小组讨论（6）： 小组讨论分析邓丽君当时的死因及如何预防。组长汇报，根据小组讨论评价表（见表6-3）进行评分。重点考查学生支气管哮喘相关知识，培养科学思维
	支气管哮喘护理	以人为本健康服务	材料1：给予支气管哮喘案例，进行情景模拟，学生查体 材料2：张孝骞名言"病人以性命相托，我们怎能不诚惶诚恐，如履深渊，如临薄冰"	给予支气管哮喘案例，采用情景模拟，小组讨论的方法，引用张孝骞先生的名言，强调"镇密精细"的体格检查的重要性。引导学生学习、继承和发扬前辈们的工作、作风和优秀品格，树立以人为本的理念、尊重护理对象，培养学生人文关怀素养，引导学生立志为助产和护理事业做贡献，树立全心全意为护理对象健康服务的精神	3.1 人文素养 3.5 医者仁心	作品设计（1）： 小组采用情景模拟、视频拍摄作品设计评分表，根据作品设计评分表（见表6-4）进行评分。重点考察团队人文素养及医者仁心

续表

课程章节（模块）	课程内容	课程思政元素	教学素材	教学实施建议	支撑专业课程思政二级指标	考核评价
模块一：呼吸系统疾病病人的护理	慢性支气管炎的病因	保护环境 敬畏生命	材料：1. 雾霾导致咽炎和支气管炎等呼吸道疾病 2. 野生动物的病原体突破物种屏障感染给人类	专业教师采用案例分析、分组讨论的方法，在讲授支气管疾病因时，让学生认识到生态环境的破坏已经威胁到人类的生存，践行"绿水青山就是金山银山"和"坚持人与自然和谐共生"的重要理念，呼吸尊重自然，敬畏生命，善待野生动物，成为保护环境的倡导者和践行者	2.4 社会责任 5.1 社会公德	课后作业（2）：根据材料撰写不少于500字的心得体会，根据学生完成情况，由任课教师依据课后作业评分表（见表6-5）综合评定。重点考查学生的人文素养
	慢性阻塞性肺疾病概述	全民健康意识 保护环境	材料：吸烟为COPD重要危险因素，查阅吸烟危害相关材料	慢阻肺重要危险因素之一是吸烟，让学生查找吸烟的危害，吸烟损害支气管和肺部的相关材料。通过分组查资料，小组讨论的形式，让学生增加对知识的理解和消化。同时呼吁杜绝烟草，珍惜健康，为"健康中国"保驾护航，培养学生文明礼貌的良好品德，增强学生社会责任感	2.4 社会责任 5.1 社会公德	小组讨论（7）：通过小组讨论，小组撰写讨论报告，根据小组讨论评价表（见表6-3）进行评分。重点考查学生对吸烟危险因素评分。重点考查慢阻肺重要危险因素的理解，领悟社会公德及社会责任感

续表

课程章节（模块）	课程内容	课程思政元素	教学素材	教学实施建议	支撑专业课程思政二级指标	考核评价
模块一：呼吸系统疾病病人的护理	慢性阻塞性肺疾病临床表现	平等博爱 高尚品德	材料：专访院士钟南山：医生看的是看病的不是病人	讲解COPD症状时，引入院士钟南山"医生看的不是病，而是病人"这句话，强调医生不仅要关注病人的身体健康，也应关注心理健康。采用小组讨论形式，培养学生的爱心、同理心、责任心，学会体会病人的病痛和心情，提升护理人文素养，树立高尚品德	3.1人文素养 5.4个人品德	小组讨论（8）：小组围绕材料COPD体格检查及材料讨论。组长汇报，根据小组讨论评价表（见表6-3）进行评分。重点考查学生的人文素养和个人品德
	呼吸衰竭病人治疗与护理	创新意识 严谨求实	材料1：给予因COPD引起呼吸衰竭的典型案例 材料2：查阅俯卧位通气	学习呼吸衰竭护理时，引导学生阅治疗呼吸衰竭的先进方法和适用病人类型、俯卧位护理等知识，采用小组讨论的形式，课后作业的形式，培养学生的创新意识，理论与实践相结合，评判性思维和严谨求实的科研态度	2.3时代追求 3.3科学素养	课后作业（3）：根据材料撰写不少于500字的心得体会，根据学生完成情况由任课教师依据课后作业评分表（见表6-5）综合评定。重点考查学生对呼吸衰竭相关知识的理解，体现严谨求实的科学精神
	机械通气护理	服务理念 创新协作	材料：医护人员穿戴厚重防护服时，采用薯片通听诊器与机械通气的病人进行有效交流的视频	通过观看视频，情景模拟的形式，让学生体会护士穿戴防护服工作的不易，理解呼吸衰竭病人随着呼吸困难加重，采用人工气道或机械通气时，病人出现情绪低落、精神错乱，甚至拒绝配合治疗和护理，培养学生学习人文知识，树立以人为中心的理念，引导学生在实践中要与时俱进，开拓创新	3.1人文素养 5.2医德医风	作品设计（2）：小组采用情景模拟，视频拍摄的形式完成作品，根据作品设计评分表（见表6-4）进行评分。重点考查学生的人文素养与医德医风

续表

课程章节（模块）	课程内容	课程思政元素	教学素材	教学实施建议	支撑专业课程思政二级指标	考核评价
模块二：循环系统疾病病人的护理	循环系统疾病概述	忧患意识 社会责任感	材料：通过循环系统疾病发病情况的大数据	通过大数据展示心血管疾病国内外的发病情况，组织学生分析讨论心脑血管病的发病因素，进一步说明心脑血管病已成为当今社会公共卫生问题，严重威胁着人们的生命健康，增强学生忧患意识和为国家建设做贡献的意识与愿望，以此激发学生的社会责任感、使命感	1.4 国际视野 2.4 社会责任	小组讨论（9）：小组讨论、个人撰写讨论报告，根据（见表6-3）进行评分。重点考查学生对循环系统疾病发病情况的认知，增强忧患意识，培养社会责任感、使命感
	慢性心力衰竭临床表现	临床思维能力	案例：慢性左心衰竭和右心衰竭病例	通过两个心力衰竭病人的案例，采用小组讨论的形式，引导学生总结慢性心力衰竭病的临床表现。以此培养学生的临床思维能力，在整个过程中鼓励同学合作学习、探究学习，以掌握学生科学素养	3.3 科学素养	小组讨论（10）：通过小组讨论后认识左心衰及右心衰的临床表现（见表6-3）进行评分，重点考查学生临床思维能力
	急性心力衰竭病因	严谨认真	案例：30多岁年轻小伙，因胃肠不适输液时，自己调快输液速度引起急性左心衰竭	学习急性心力衰竭病因时，通过案例导入、小组讨论等方式，使学生认识到，临床实践工作中，不仅要熟练掌握护理专业知识，还要注重工作中与患者的有效沟通，引导学生运用临床思维分析发现，解决护理问题，培养学生职业严谨认真，一丝不苟的工作态度	3.3 科学素养	小组讨论（11）：通过小组讨论报告，根据小组讨论评价表（见表6-3）进行评分，重点考查学生的科学素养

续表

课程章节（模块）	课程内容	课程思政元素	教学素材	教学实施建议	支撑专业课程思政二级指标	考核评价
	急性心力衰竭表现及抢救	心理素质 工匠精神	材料：播放某市民医院急诊科医护人员尽全力救治一位老年急性心衰病人的视频	导入视频案例，为学生创设临床工作情景，引导学生分析判断病情，进行小组讨论。让学生掌握急性心衰竭的临床表现，培养学生的心理素质，以及临床危不乱的心理素质；视频中急救车上医务人员为病人进行气管插管时，病人烦躁不安，医生就地取材迅速完成插管，感悟医务人员的工匠精神以及精诚协作精神，创造精神	2.3 时代追求 3.4 心理修养	小组讨论（12）：围绕材料进行讨论后小组撰写讨论报告，根据小组讨论评价表（见表6-3）评分，重点考查学生对执业过程中发挥的工匠精神、创造精神的认识
模块二：循环系统疾病病人的护理	心脏瓣膜病概述	政治意识 健康信念	材料：某心内科主任70年代初的赴美国进修经历	学习心脏瓣膜病概述时，比较分析采用案例、适用素材，让学生深深地体会中国共产党领导下的中国发展，培养学生拥护中国共产党的领导、爱国坚定中国特色社会主义理想信念，情感及责任担当	1.1 党的领导 1.2 理想信念	小组讨论（13）：通过小组讨论分析疾病谱发生改变的因素，根据小组讨论评价表（见表6-3）评分，重点考查学生拥护党的领导及坚定个人理想信念
	心律失常护理	以人为本 人道主义	案例：一位偶发房早的老人，因每天过分关注自己的心律最后导致焦虑症的发生，在医护人员耐心指导护理下终于好转	在讲解心律失常病人的护理时，采用案例分析、小组讨论等方法，让学生认识到，护士在临床中除了具备扎实的理论基础外，还要注意关注病人的心理问题。培养学生以人为本，体会护理服务中的人文关怀，心理护理把护理对象的身心健康放在首位，教育学生始终把护理对象放在首位，体现人道主义精神，善于沟通	3.1 人文素养 3.5 医者仁心	小组讨论（14）：通过小组讨论后个人撰写讨论报告，根据小组讨论评价表（见表6-3）进行评分。重点考查学生在心律失常护理中的人文素养及医者仁心

续表

课程章节 （模块）	课程内容	课程思政元素	教学素材	教学实施建议	支撑专业课程 思政二级指标	考核评价
模块二：循环系统疾病病人的护理	冠心病病因	健康意识	材料：教猪的心脏病视频	讲解冠心病病因时，播放教猪的心脏病视频，引导学生讨论冠心病的相关因素，使学生明确冠心病不是老年人才有，目前发病年龄呈年轻化，以35～55岁者居多。以此强调健康教育的重要性，告诫学生不良生活方式的危害，养成坚持锻炼身体的好习惯，健全人格、锤炼意志以达到增强体质、坚定全民健康的目的，从而引导学生坚定全民健康信念	2.4 社会责任	小组讨论（15）：通过讨论，发表对视频中案例的看法，小组撰写报告，根据小组讨论评价表（见表6－3）进行评分，着重考查学生的责任意识
	心肌梗死护理	职业责任 诚信品质	案例： 1. 一位心肌梗死病人在经历生死抢救之后，死于稳定期的故事。 2. 某董事长，因胸痛就诊，拒绝住院，两天后死于医院外	专业教师在讲解心肌梗死护理时，引出两个真实案例，引导学生就病人死亡原因进行讨论，通过讨论使学生感悟职业道德及社会责任在执业过程中诚信品质的重要性	2.4 社会责任 5.2 医德医风	小组讨论（16）：讨论两个案例中病人死亡的原因，根据表6－3）进行评价分。着重考查学生的社会责任以及对执业过程中诚信品质重要性的认知

续表

课程章节（模块）	课程内容	课程思政元素	教学素材	教学实施建议	支撑专业课程思政二级指标	考核评价
模块二：循环系统疾病病人的护理	原发性高血压概述	民族意识 创新意识	材料1：我国原发性高血压流行病学及发病特点；材料2：全国政协委员、中日友好医院副院长姚树坤忧心忡忡称：我国慢性病已呈"井喷式"增长	讲解原发性高血压概述时，针对我国高血压性高血压特点，引导学生思考我国原发性高血压发病率、致残率、致死率及发病原因，并引用中日友好医院副院长姚树坤的讲话，让学生认识到防治高血压的重要性。强调高血压健康教育的途径及方法出谋划策，为实施社区指导发挥自己的想象力，引导学生课后发挥自己的想象力，通过一系列民族责任感，培养学生感恩社会，形成民族责任感，提升勇于创新的时代精神，不断发展中国特色的护理事业	2.2 民族精神 2.3 时代追求	作品设计（3）：提交一份社区健康指导实施的策划案，根据作品设计评分表（见表6-4）综合评定。考查学生原发性高血压相关知识，形成民族精神和创新意识
	原发性高血压诊断分级	创造精神 服务理念	问题：关于2020版高血压最新分级标准的思考	在讲解高血压分级标准时，引导学生分析讲解新旧高血压分级标准的不同及原因，使学生意识到新旧高血压标准的制定既要符合国情，又与国民经济息息相关，培养学生以人为中心、开拓世界眼光，敢于创造的精神	2.3 时代追求 3.1 人文素养	课后作业（4）：查阅相关资料，对比我国与国际标准的不同，依据课后作业评分表（见表6-5）进行综合评定。考查学生原发性高血压诊断分级相关知识，激发学生原发性高血压相关理念与护理精神
	原发性高血压健康指导	服务社会 科学态度	材料：社会实践活动：带领学生走进社区，提交一份有关高血压服药依从性的调研报告，并进行一次社区居民防治高血压防治知识的健康宣教	在学习原发性高血压时，为了提高社区居民的高血压防治知识，教师鼓励学生走进社区，学生初次接触各种病种，让学生深入接触，让学生深入体会病人及家属的心情，敢于创造，服务社会中奉献社会的精神，并通过实践培养学生形成良好的辩证思维、科学态度和科学精神	2.1 人生价值 3.3 科学素养	课后作业（5）：提交一份实践报告，根据学生完成实践报告情况由任课教师依据课后作业评分表（见表6-5）综合评定。重点考查学生原发性高血压相关知识，树立正确的人生价值和科学态度

续表

课程章节（模块）	课程内容	课程思政元素	教学素材	教学实施建议	支撑专业课程思政二级指标	考核评价
模块三：消化系统疾病病人的护理	消化性溃疡病因	追求真理 精益求精	材料：喝细菌求真相的科学狂人：巴里·马歇尔（幽门螺杆菌之父）	专业教师在讲解消化性溃疡病因时，导入案例：巴里·马歇尔为了进一步证实幽门螺旋杆菌就是消化性溃疡的罪魁祸首，他和另一位医生莫里斯不惜喝下含有这种细菌的培养液，大病一场。让学生感受追求真理、甘于奉献精神，以及科学家们开拓创新、精益求精的工匠精神	3.3 科学素养 5.2 医德医风	课后作业（6）：围绕名人轶事撰写不少于500字的心得体会，根据学生完成情况由任课教师依据课后作业评分表（见表6-5）综合评定。重点考查学生在在执业过程中的敬业精神
	消化性溃疡临床表现	评判性思维	案例：消化性溃疡病人案例	专业教师在讲解临床案例时，通过临床案例，提出问题让学生学习思考，最后引导总结消化性溃疡临床表现，引导学生形成评判性思维，解决问题的能力，培养学生分析问题、解决问题的能力	3.3 科学素养	课堂测验（1）：围绕案例发布课堂测验。根据课堂测验评分表（见表6-6）进行评分。重点考查学生的专业素养
	消化性溃疡实验室检查	科学思维	材料：通过课文《小豆子的奇妙旅行》引出胶囊胃镜	在讲解胃镜检查时，引用课文《小豆子的奇妙旅行》引出胶囊胃镜，让学生感知科技进步给人类带来的福音，同时能够让学生发现伟大的发明就源于身边，执业中要勤于思考，勇于探究，善于发现，培养学生解决问题的科学思维和方法	3.3 科学素养	小组讨论（17）：通过小组讨论后得出主要观点，组长汇报，根据小组讨论评价表（见图表6-3）评分。考查学生的科学思维

续表

课程章节（模块）	课程内容	课程思政元素	教学素材	教学实施建议	支撑专业课程思政二级指标	考核评价
模块三：消化系统疾病病人的护理	肝硬化病因	爱国情感 民族自豪	材料：引入诗词《七律二首·送瘟神》描述了20世纪50年代以前，血吸虫导致我国出现"寡妇村"等悲惨景象。新中国成立后血吸虫病防治工作成为政府关注的重点，血吸虫病得到控制	专业教师在讲解肝硬化病因时，引入诗词《七律二首·送瘟神》，组织学生深刻地体会中国共产党领导下的中国快速发展，从而培养学生拥护中国共产党的领导，坚定中国特色社会主义理想信念，增强文化自信和民族自豪感	1.1 党的领导 2.2 民族精神	课后作业（7）：据材料撰写不少于500字的心得体会，根据学生完成情况由任课教师依据评分表（见表6-5）作业评分后综合评定。重点考查学生对我国医学发展的认知和感悟
	肝硬化护理	爱岗敬业 正直善良	材料1：南丁格尔奖章获得者青岛市传染病护士李桂美为晚期肝硬化老人抠出干结的大便的故事。材料2：肝癌病人陈敏华为能继续给肝癌病人做肝癌射频消融手术，自己毅然放弃安装心脏起搏器	通过引入典型人物事迹、小组讨论等方式，引导学生立志为助产和护理事业做贡献，厚德仁爱、正直善良，同时感悟医务人员甘于奉献的工匠精神，培养学生爱岗敬业的精神	5.2 医德医风 5.4 个人品德	小组讨论（18）：通过小组讨论后组长汇报，根据小组讨论评价表（见表6-3）进行评分。重点考查学生对医德医风和个人品德的认知

续表

课程章节（模块）	课程内容	课程思政元素	教学素材	教学实施建议	支撑专业课程思政二级指标	考核评价
模块三：消化系统疾病病人的护理	肝性脑病护理	团队意识 博爱奉献	材料：通过肝性脑病临床案例进行情景模拟	在讲解肝性脑病护理时，引用一例肝性脑病临床案例，通过临床表现、判断病人的临床分期，针对这一情况进行病景模拟，通过情景模拟培养学生遵守规则，分工协作、相互配合，培养学生的团队意识，通过实践教学活动，感悟敬佑生命，救死扶伤的医者仁者精神	2.3 时代追求 3.5 医者仁心	作品设计（4）：以小组为单位进行肝性脑病病人护理视频，拍摄作品，完成视频，根据作品设计评分表（见表6-4）综合评定。考查学生协作意识及医者仁心
	上消化道大出血护理	精益求精 热爱生命	案例：急诊室里一位恐惧、固执的上消化道大出血的病人，拒绝插三腔管止血，医生、护士耐心做思想工作，终于成功	在讲解上消化道出血止血时，通过播放视频、案例讨论的方式，使学生感悟到医务人员执业中所体现高度责任心及精益求精的工匠精神，培养学生对个体生命的热爱和关切	3.3 科学素养 5.2 医德医风	课堂测验（2）：围绕案例发布课堂测验（见表6-6）进行评分，重点考查学生对科学素养及医德医风的认知
模块四：泌尿系统疾病病人的护理	泌尿系统疾病概述	正确价值观 仁者大爱	材料：播放田某捐肾救母情景教育	专业教师播放感动中国人物田某捐肾救母，通过提问引出该次课的任务，引导学生明确护理的价值内涵及意义，探寻实现人生价值的条件和途径；通过创设任务情境，明确渗透情感教育，人生观、价值观，引导学生树立正确的世界观、价值观，引导学生恩父母的情感渗透同时培养学生良好的护理专业素养	2.1 人生价值 3.5 医者仁心	小组讨论（19）：通过小组讨论后组长汇报，根据小组讨论评分表（见表6-3）进行评分，重点考查学生对人生价值和医者仁心的认知

续表

课程章节（模块）	课程内容	课程思政元素	教学素材	教学实施建议	支撑专业课程思政二级指标	考核评价
模块四：泌尿系统疾病病人的护理	肾小球疾病护理	人文思想 爱岗敬业	案例：课前推送慢性肾小球肾炎案例	专业教师课前课堂推送慢性肾小球肾炎案例，运用启发式教学，引导学生分析讨论人文问题，小组讨论等方式，使学生在课堂内外进行讨论。引导学生感悟"白衣天使"精神，坚守护士的职业伦理，遵守职业规范	3.1 人文素养 5.2 医德医风	小组讨论（20）：学生课上进行案例讨论，随机选取一人汇报，讨论评价表（见表6-3）评分，重点考查学生的人文素养及医德医风
	尿路感染病因	健康中国 民族自豪	材料：导管相关性尿路感染的素材	通过采用任务驱动，小组讨论的方法，引导学生开展围绕导管相关性尿路感染的发生率，预防与护理措施，进行文献查阅及网络或现场调查，并开展讨论，并引导学生了解医护行业的同时，坚定我国实现从卫生大国走向卫生强国的信心，培养学生的爱国情怀和民族自豪感	1.2 理想信念 2.2 民族精神	小组讨论（21）：根据素材，学生课上进行讨论组长汇报，讨论评价表（见表6-3）评分，重点考查学生的理想信念、民族精神
	慢性肾衰竭概述	历史使命 仁者大爱	材料：1."大医——吴阶平"微视频 2. 2019年英国肾脏病协会"妊娠及肾脏病"临床实践指南解读	学习慢性肾衰竭部分，通过微视频"大医——吴阶平"、2019年英国肾脏病协会"妊娠肾脏病"临床实践指南南材料，采用案例分析，小组讨论等形式，让学生增强青年一代献身中国特色社会主义建设的历史使命感，引导学生关爱生命，时刻把人民群众生命安全和身体健康放在首位	1.2 理想信念 3.5 医者仁心	课后作业（8）：根据素材学生撰写不少于500字的心得体会，根据课后作业评分表（见表6-5）综合评定。重点考查学生的理想信念、医者仁心精神

续表

课程章节（模块）	课程内容	课程思政元素	教学素材	教学实施建议	支撑专业课程思政二级指标	考核评价
模块五：血液系统疾病病人的护理	血液系统疾病概述	责任意识 勇于创新	材料：关于血液病的发现及发展史	专业教师通过采用文献查阅、小组讨论等方法，引导学生查阅血液学发展史中重要的发明和发现，引导学生了解在不同时代的奉献精神和时代追求，立志投身于健康中国的伟大事业中	2.3 时代追求 3.3 科学素养	小组讨论（22）：根据素材，学生课上进行讨论后组长汇报，根据小组讨论评价表（见表6-3）进行评分，重点考查学生时代追求和科学素养
	贫血概述	文化自豪 奉献意识	材料：诺贝尔奖得主屠呦呦研制抗疟药	在讲授贫血概述时，引起贫血病因有失血性贫血、红细胞破坏增多、红细胞生成减少所致，除此，疟疾也会破坏红细胞，导致出现贫血。采用任务驱动、案例分析方法，引出诺贝尔奖得主屠呦呦在传统祖国医学的经验上，研制出了新型抗疟药，激发学生对传统中医文化的自豪感，树立文化自信，增强责任感和使命感	1.3 文化自信 2.4 社会责任	小组讨论（23）：根据素材，学生课上进行讨论后，随机选取一人汇报，根据小组讨论评价表（见表6-3）进行评分，重点考查学生的文化自信和社会责任感

续表

课程章节（模块）	课程内容	课程思政元素	教学素材	教学实施建议	支撑专业课程思政二级指标	考核评价
模块五：血液系统疾病病人的护理	缺铁性贫血护理	开拓新知职业素养	案例：1. 摄入不足性缺铁性贫血 2. 铁吸收不良性缺铁性贫血 3. 慢性失血性缺铁性贫血	专业教师利用3个典型案例使学生了解缺铁性贫血的常见病因，认识病因治疗的重要性，熟悉缺铁性贫血的特征性表现及实验室检查特点，从理论上把握缺铁性贫血的护理诊断、饮食指导和用药护理要点；通过案例讨论、情景模拟等形式，激发学生的学习兴趣，营造以学生为主体的课堂氛围，培养学生分析问题、解决问题和综合应用知识的能力。在老师的引导、启发下，让学生在学习中养成良好的职业素养	2.3 时代追求 5.2 医德医风	作品设计（5）：提交一份情景模拟的短视频，根据学生完成情况由任课教师依据设计评分表（见表6-4）综合评定。重点考查学生的时代追求和医德医风精神
	再生障碍性贫血护理	民族意识大爱无疆	材料：1. 引用"绿水青山就是金山银山" 2. 造血干细胞的来源、相关新闻报道	专业教师讲解再生障碍性贫血病因时，引用"绿水青山就是金山银山"，增强环保意识，树立文化自信和民族自豪感，培养学生家国一体的民族意识；通过查阅造血干细胞移植相关新闻报道、小组讨论干细胞移植相关知识，引导学生，补充介绍造血干细胞移植相关报道和新闻报道，弘扬救死扶伤，甘于奉献、大爱无疆的崇高精神，树立正确的世界观、人生观和价值观	2.2 民族精神 2.4 社会责任	小组讨论（24）：根据素材，学生课上进行讨论后，随机选取一人汇报（见表6-3）进行评分，重点考查学生的理想信念、民族精神、社会责任感

续表

课程章节（模块）	课程内容	课程思政元素	教学素材	教学实施建议	支撑专业课程思政二级指标	考核评价
模块五：血液系统疾病病人的护理	白血病病因	民族自豪 科学思维	材料：1. 介绍"两弹元勋——邓稼先"人事迹 2. 居里夫人研究放射元素	专业教师在讲解白血病病因时，介绍"两弹元勋——邓稼先"的感人事迹，让学生体会民族自豪感和社会责任感，激发学生专业学习热情；专业教师讲授白血病病因之一放射线的影响时，引出居里夫人，教育学生具有献身科学、造福人类的精神	2.2 民族精神 3.3 科学素养	小组讨论（25）：根据素材，学生上课进行讨论后，随机小组选取一人汇报，（见表6-3）进行评分，重点考查学生的民族精神和良好的科学素养
	慢性白血病治疗	创新意识 奉献意识	材料：某电影治疗慢性白血病患者片段	专业教师讲解慢性白血病治疗时，通过播放某电影片段，了解特效药伊马替尼的变迁，关注公共卫生体系改革，引导学生树立护理伦理道德观和责任感，同时培养学生求真务实，勇于创新的时代精神	2.3 时代追求 2.4 社会责任	课后作业（9）：根据素材电影撰写不少于500字的心得体会，根据学生完成情况由任课教师依据课后作业（表6-5）综合评定。重点考查学生的社会责任感
	急性白血病护理	奋斗拼搏 医者仁心	材料：王振义教授的巨大贡献	专业教师讲解急性白血病治疗时，采用案例分析，小组讨论的方法。讲解王振义院士事迹，激发学生自立自强奋斗拼搏的民族精神和引导学生正确的人生观、价值观	2.2 民族精神 5.2 医德医风	小组讨论（26）：根据案例，学生课上进行讨论后，组长汇报，根据小组讨论评价表（见表6-3）进行评分，重点考查学生的民族精神、医者仁心

续表

课程章节（模块）	课程内容	课程思政元素	教学素材	教学实施建议	支撑专业课程思政二级指标	考核评价
模块五：血液系统疾病病人的护理	白血病预防与护理	无私奉献 民族意识	材料：1. 我国白血病的发病情况及预后情况 2. 中华骨髓库现状	专业教师通过查阅文献、小组讨论等方法，引导学生查阅我国白血病发病情况及预后后，目前我国有上百万的白血病人，其中大多为儿童，因为没有等到相配的造血干细胞即将熄灭。讲解造血干细胞移植，普及相关知识，鼓励公民加入中华骨髓库，献出爱心。普及脐带血带知识，鼓励更多孕产妇捐献脐带血，增强学生的社会责任感	2.2 民族精神 2.4 社会责任	课后作业（10）：根据素材看电影课写不少于500字的心得体会。根据学生完成情况由任课教师依据课后作业评分表（见表6-5）综合评定。重点考查学生的民族精神和高度的社会责任感
模块六：内分泌系统疾病病人的护理	白血病健康指导	民族意识 奉献意识	材料：1. 给予典型急性白血病案例，学生进行情景模拟 2. 引用《关于开展儿童恶性肿瘤医疗救治及保障管理工作的通知》	专业教师采用案例分析、情景模拟、小组互评等方式来完成白血病的实训课。同时引出《关于开展儿童恶性肿瘤医疗救治及保障管理工作的通知》中医疗救治政策。让学生看到祖国制度的优越性，体会到社会主义制度的优越性，巨大变化，激励他们为生在这样的国家而自豪，培养学生的民族自豪感及社会责任感	2.2 民族精神 2.4 社会责任	作品设计（6）：提交一份情景模拟的短视频，根据学生完成情况设计作品，由任课教师依据作品设计评分表（见表6-4）综合评定。重点考查学生的民族精神和高度的社会责任感
	甲状腺疾病概述	全局观念	材料：展示甲状腺肿大图片	专业教师通过课件展示我们甲状腺肿大的图片，启发学生思考为什么要吃碘盐？饮食健康是一种社会责任，讨论，总结答案。饮食健康知识，承担这种健康责任，防病于未然。培养学生高度的社会责任感的专业素养	2.4 社会责任	小组讨论（27）：根据素材，组长组织讨论后，组长汇报，根据小组讨论评价表（见表6-3）进行评分，重点考查学生高度的社会责任感的良好的专业素养

续表

课程章节（模块）	课程内容	课程思政元素	教学素材	教学实施建议	支撑专业课程思政二级指标	考核评价
模块六：内分泌系统疾病人的护理	甲状腺功能亢进概述	奉献意识 科学精神	材料：引用李连杰末患甲亢及患甲亢后的两幅图片，进行对比	专业教师采用素材导入甲状腺功能亢进，先从容貌比较，让学生查阅甲亢的临床特点。甲亢会带来哪些危害？如何预防与治疗？培养学生解决问题的思维习惯；专业教师通过案例导入，激发学生感悟身体革命的本钱，体会病人患病的无助感，希望学生能通过所学知识预防和避免疾病的发生，提高生活质量，树立社会责任感	2.4 社会责任 3.3 科学素养	小组讨论（28）：根据素材，学生进行讨论后，组长汇报，根据小组讨论评价表（见表6-3）进行评分，重点考查学生的高度社会责任感和良好的科学素养
	甲状腺功能亢进护理	开拓新知 创新精神	案例：给予甲状腺功能亢进、甲状腺危象的案例	专业教师采用案例分析，小组讨论，请学生查阅有关甲状腺功能亢进的相关问题，分别提出问题、解决问题，有问有答，提高学生学习兴趣，同时引导学生善于思考、发现问题，并能开拓新知，勇于创新	2.3 时代追求	课堂测验（3）：围绕案例发布课堂测验。根据表6-6进行评分，重点考查学生的时代追求精神

续表

课程章节（模块）	课程内容	课程思政元素	教学素材	教学实施建议	支撑专业课程思政二级指标	考核评价
模块六：内分泌系统疾病病人的护理	糖尿病护理	追求创新 科学思维	材料：胰岛素及2型糖尿病大揭秘动画视频	讲解胰岛素的发现——医药界的奇迹，学习胰岛素应用于临床的创新性和严谨性的科学思维。采用任务驱动、小组合作的方法，引导学生围绕糖尿病案例展开讨论。通过案例阅读资料，播放动画视频。小组讨论2型糖尿病的方法，了解糖尿病的发生原因，2型糖尿病分析过程，糖尿病的检查等。在讨论分析过程中，应保持科学态度，需要学生用发展的眼光看问题，解决问题，开拓探索，追求创新精神	2.3 时代追求 3.3 科学素养	小组讨论（29）：根据素材、视频，学生进行讨论后，组长汇报，根据小组讨论评价表（见表6-3）进行评分，重点考查学生的时代追求和良好的科学素养
	糖尿病血糖测定	团队意识 道德思维	案例：糖尿病案例，进行情景模拟，血糖测定	专业教师围绕案例模拟，给病人进行情景模拟，配合测定与不配合测定的情景，设置病人角色扮演时提高医护的应变能力，让学生体会病人及家属的心情，同角色扮演等，培养学生团队协作意识，灵活创新的能力，将理论与实践相结合	2.3 时代追求 5.2 医德医风	作品设计（7）：提交一份情景模拟的短视频，根据完成情况由任课教师依据作品设计评分表（见表6-4）综合评定，重点考查学生的科学素养和高尚的医德医风

续表

课程章节（模块）	课程内容	课程思政元素	教学素材	教学实施建议	支撑专业课程思政二级指标	考核评价
模块七：风湿性系统疾病人的护理	系统性红斑狼疮护理	乐观态度 道德意志	案例：病人情绪非常沮丧，家属都束手无策。对于此情况你应该如何应对？如何对病人进行出院指导？	专业教师给予案例，采用情景模拟，小组讨论的方法，让学生了解系统性红斑狼疮的发生原因，如何预防、诊断，有效治疗和护理。对于系统性红斑狼疮护理人护理时，要加强病人的心理保持良好的心理生活状态，乐观的人生态度，引导学生乐观自我、乐观乐观、积极乐观、热爱生命，强化坚定的道德意志和道德信念	3.4 心理修养 5.4 个人品德	小组讨论（30）：根据案例，学生进行讨论后，组长汇报，根据小组讨论评价表（见表6-3）进行评分，重点考查学生的良好的科学素养、创新精神和团队协作精神
	类风湿关节炎护理	审美素养 服务意识	材料：1. 15世纪末佛罗伦萨著名画家作品 2. 荷兰天主教画家作品	专业教师给予材料1和材料2，采用小组讨论的形式，让学生了解类风湿关节炎基本特征。通过名画导入，了解类风湿关节炎的发生原因，如何预防，如何明确诊断、有效治疗和护理。在讨论分析过程，培养学生审美素养，鉴赏美的审美，能够发现美、创造美。同时尊重护理对象，体现平等、博爱思想	3.2 审美修养 3.5 医者仁心	小组讨论（31）：学生进行讨论后，随机抽取同学进行汇报，根据小组讨论评价表（见表6-3）进行评分，重点考查学生的审美素养和医者仁心

续表

课程章节（模块）	课程内容	课程思政元素	教学素材	教学实施建议	支撑专业课程思政二级指标	考核评价
模块八：神经系统疾病人的护理	神经系统疾病概述	创新意识 优质服务	材料：列举因脑出血引起语言障碍、感觉障碍及运动障碍的案例	在学习语言障碍、感觉障碍及运动障碍时，教师采用案例分析法，以小组为单位分角色扮演病人和护士。通过病人失语、偏瘫、感觉障碍后的不便，会需要什么样的护理服务，使学生在学习中能结合临床实践，借助使用或造新的适应病人康复的器具，以满足病人需求，提高优质护理质量服务。培养学生创新意识	2.3 时代追求 5.2 医德医风	作品设计（8）：提交一份情景模拟的短视频，根据情况由任课教师依据设计评分表（见表6-4）综合评定。重点考查学生对神经系统疾病人的护理，培养学生创新意识
	脑血管疾病概述	科学思维 道德规范	材料：脑血管疾病概述视频	在学习脑血管疾病概述时，由学习小组查阅资料，教师播放脑血管疾病概述的视频。采用小组讨论的方法，学习脑血管疾病的发生原因、预防、诊断、有效治疗和护理。培养学生掌握基本知识的同时，具备科学的思维能力，严格遵守职业道德规范，树立严谨认真、一丝不苟的工作态度	3.3 科学素养 5.2 医德医风	小组讨论（32）：根据案例，学生进行讨论后，随机抽取同学进行汇报，根据小组讨论评价表（见表6-3）进行评分，重点考查学生的敬业精神和良好专业素养
	脑梗死护理	奉献意识 探索新知	材料：播放脑梗死的4个相关视频	专业教师采用观看视频、任务驱动、小组合作的方法，引导学生围绕脑梗死疾病案例展开讨论，播放视频。通过案例分析，采用小组讨论的方法，了解脑梗死疾病流行病学，病因病机以及救治护理。希望学生能通过所学知识预防和避免疾病的发生，提高更多人的生活质量，感悟社会责任	2.4 社会责任 3.3 科学素养	课堂测验（4）：围绕案例发布课堂测验（见表6-6）进行评分，重点考查学生脑梗死护理的相关知识

续表

课程章节（模块）	课程内容	课程思政元素	教学素材	教学实施建议	支撑专业课程思政二级指标	考核评价
	脑出血护理	全心全意服务道德意志	案例：采用某护士创建的"护患沟通本"	专业教师通过案例分析举某护士事迹，在讨论分析过程中，引导学生树立"以人为本"的护理理念，工作中具有创新意识，并学习抗疫英雄甘于奉献的高尚品质。培养学生全心全意为护理对象服务的精神	3.5 医者仁心 5.4 个人品德	课后作业（11）：根据案例撰写不少于500字的心得体会，根据学生完成情况由任课教师评分表（见表6－5）综合评定。重点考查学生医者仁心和个人品德
模块八：神经系统疾病病人的护理	发作性疾病	敬佑生命甘于奉献平等博爱	材料：第24届帕金森病日，宣传主题是"抗疫同行，你我同行"	专业教师引用第24届帕金森病日，今年的宣传主题是"抗疫同行，你我同行"，呼吁社会关注帕金森病人。了解癫痫的发生原因，有效治疗和护理。引导学生尊重护理对象，培养平等、博爱的思想和全心全意为护理对象服务的精神	2.3 时代追求 3.5 医者仁心	小组讨论（33）：根据素材，学生进行汇报，根据小组组长进行讨论评价表（见表6－3）进行评分，重点考查学生的医者仁心及时代追求精神
	脑卒中健康指导	创新思维	案例： 1. 给予脑梗死及脑出血病人典型案例 2. 根据要求进行角色扮演、情景模拟	教师采用案例分析、小组讨论、情景模拟等方法，实施启发式、讨论式、探究式、参与式教学，夯实专业基础知识，同时培养学生的批判性思维，激发学生创新创业灵感；通过角色扮演，培养学生分工协作，相互配合的能力，形成整合意识，团队意识和创新意识，激发学生的责任意识，不断发展有中国特色的护理事业	2.3 时代追求	作品设计（9）：提交一份情景模拟的短视频，根据学生完成情况由任课教师设计评分表（见表6－4）综合评定。重点考查学生的专业素养和团队协作精神

五、考核评价

根据"内科护理学"课程思政教学实施路径中考核评价栏目规定的考核方式,过程性评价与终结性评价相结合,采用多元化考核评价方式,注重学生思想动态变化。

(一)过程性评价

1. 评价形式

评价形式(分类及占比)如表6-2所示。

表6-2 评价形式表

评价形式	小组讨论	作品设计	课后作业	课堂测验
数量	33	9	11	4
占比	58%	16%	19%	7%

2. 评价标准

小组讨论,组长汇报。组内学生自评占20%,学生互评占30%;全体学生评价组长汇报情况占20%;教师评价组长汇报情况占30%。组长汇报成绩作为小组成员成绩。适用于所有小组讨论。

表6-3 小组讨论评分表

项目	主题突出	思路清晰	价值正向	领悟深刻	备注
权重	0.3	0.2	0.3	0.2	

作品设计。本课程过程性评价中,作品设计共9个,每件作品满分100分。评分方式为:组内学生评价占30%;全体学生评价占30%;教师评价占40%。作品设计评分要点见作品设计评分表。适用于所有作品设计。

表6-4 作品设计评分表

项目	理念新颖	元素丰富	作品完整	价值正向	备注
权重	0.2	0.3	0.2	0.3	

课后作业。本课程过程性评价中，课后作业共11个，课后作业根据学生完成情况由任课教师综合评定，采用百分制赋分。适用于所有课后作业。

表6-5 课后作业评分表

项目	作业完成	知识掌握	知识运用	价值领悟	备注
权重	0.2	0.3	0.3	0.2	

课堂测验。本课程过程性评价中，课堂测验共4个，每份课堂作业满分100分，通过"学习通"记录学生成绩。课堂测验题包括专业知识测试题和开放性测试题，专业知识测试题中客观题由"学习通"自动评判，主观题和开放性试题由教师评价，考查学生的作答是否情感、思想是否积极向上，符合题意，培养有温度护理人才。适用于所有课堂测验。

表6-6 课堂测验评分表

项目	测验完成	知识掌握	知识运用	价值正向	备注
权重	0.2	0.2	0.3	0.3	

（二）终结性评价

本课程采取多元化的终结性考核方式。考核内容既要考查学生专业知识掌握和综合应用情况，又要考查学生人生观、价值观、人文素养和职业道德、创新创业思维和素养。

第七章

"外科护理学" 课程思政教学设计

一、课程基本情况

"外科护理学"课程是助产学专业的一门专业核心课程，是研究对外科疾病病人进行整体护理的一门临床护理课程，在助产学专业课程体系中起重要的支撑作用。本课程共 96 学时，6 学分，其中理论 66 学时，实训 30 学时。

通过本课程的学习，帮助学生掌握外科常见病、多发病的临床表现、处理原则和护理措施，使学生能依据整体护理模式按照护理程序对外科病人进行护理评估、提出护理诊断、制订护理计划、实施护理措施和护理评价，熟练掌握常用外科护理操作技术，为从事临床护理工作奠定坚实的基础。

二、课程思政目标

本课程围绕助产学专业育人目标，结合课程特点，注重知识传授、能力培养与价值塑造的统一，在思政教育上要达到以下目标：

（1）结合术后并发症切口感染的护理、烧伤面积的计算等教学内容，引导学生重视本职工作、增强学生对传统文化的认可，加强政治认同。

（2）结合外科护理学的发展、休克病人的现场救护、休克病人的处理原则等教学内容，引导学生树立民族自豪感、社会责任感，激发学生的创新意识，培养无私奉献的家国情怀。

（3）结合低钾血症病人的护理、感染性休克的病因、乳腺癌病人的临床表现等教学内容，培养学生严谨求实的态度，引导学生关爱病人、珍爱生命，提升文化素养。

（4）结合手术室无菌原则等教学内容，引导学生遵纪守法，增强法治意识。

（5）结合乳腺癌病人的健康教育、直肠癌病人造口的护理等教学内容，引导学生服务人民、爱岗敬业，提高道德修养。

三、课程内容与思政元素

（一）模块一：总论

1. 外科护理学的发展

中国的外科学有着悠久的历史。从旧石器时代的砭石治疗伤病、《周礼》中"疡医"、《黄帝内经》"痈疽篇"、汉末华佗发明麻沸散，外科伤病治疗水平不断提高。我国外科护理学的发展与外科学的发展相辅相成、密不可分。1958 年我国首例大面积烧伤病人抢救成功，20 世纪 60 年代初器官移植开始实施，1963 年世界首例断指再植在上海获得成功等，既体现了外科学的发展，也展示了外科护理学的进步。结合所学知识让学生领略我国外科护理领域的成就，以外科护理学界楷模为榜样，引导学生树立民族自豪感，提升医德认知水平，积极投身护理行业，为祖国的医学发展做贡献，同时并培养学生勇于创新的时代精神。

2. 等渗性缺水

等渗性缺水病人会出现口唇干燥、眼窝凹陷、皮肤弹性降低，却不口渴。若短时间内体液丧失达到体重的 5%，可出现心率加快、脉搏细速、血压不稳或降低、肢端湿冷等血容量不足的表现。当体液继续丧失达体重的 6%～7% 时，休克表现明显，常伴有代谢性酸中毒。护士需要及时发现病人出现的问题，同时配合医生进行合理地检查，以便协助医生进行治疗护理。结合教学内容，培养学生科学思维能力和严谨的工作作风，提升学生的专业素养。

3. 低钾血症的病因及临床表现

低钾血症的常见病因有：钾摄入不足（如长期禁食或进食不足）、钾丧失过多（如呕吐、腹泻、胃肠道引流）和体内钾分布异常（如大量摄入葡萄糖）。低钾血症病人一般先出现四肢软弱无力，后累及躯干和呼吸肌。一旦累及呼吸肌，可出现呼吸困难甚至窒息。病情严重者可有腱反射减弱或消失、软瘫。护理人员扎实的理论基础和细致入微地观察是准确判断低钾血症病因及病人的临床表现的基础，为病人提供合理饮食，有效保健预防低钾血症的发生提供依据，同时及时发现病人低钾血症，为医生第一时间进行治疗赢得时间。结合所学知识，培养学生重视本职工作的态度及严谨的工作作风。

4. 低钾血症病人的护理

低钾血症病人静脉补钾需要遵循"不宜过早、不宜过浓、不宜过快、不宜过多、禁止静推"的原则。即每小时尿量 >40 毫升方可补钾，浓度不宜超过 0.3%，速度不宜超过 60 滴/分，每日约需补充氯化钾 3～6 克，严禁直接静脉注射，以免血钾突然升高导致心搏骤停。因此要求临床护士在为病人输液时必须严格控制、密切观察、动态监测，同时嘱咐病人不能随意调节滴速。引导学生始终把病人健康放在首位，树立全心全意为护理对象的健康服务的精神。

5. 休克病人的现场救护

休克是机体受到强烈致病因素（大出血、创伤、烧伤、感染、过敏、心功能衰竭等）侵袭后，因有效循环血量骤减、组织灌注不足引起的以细胞代谢紊乱和功能受损为特征的综合征，是严重的全身性应激反应。病人一旦发生休克，需尽早去除病因，迅速恢复有效循环血量，纠正微循环障碍，恢复正常代谢，防止多器官功能障碍综合征。结合现场救护知识，帮助学生真正理解"时间就是生命，技术就是生命"，从而培养学生救死扶伤、敬佑生命、尊重生命的观念，增强学生的社会责任感。

6. 休克病人的处理原则

休克病人需要尽早去除病因，迅速恢复有效循环血量，纠正微循环障碍，恢复正常代谢，防止多器官功能障碍综合征。全血是补充血容量的最佳胶体液，急性失血量超过 30% 应快速输注全血。医院血库血液来源主要依靠无偿献血。无偿献血是无私奉献、救死扶伤的崇高行为，是爱心奉献精神的体现。培养学生无私奉献精神，使学生正确认识创造和奉献的人生意义和价值，在社会生活实践中服务社会、奉献社会，实现个人价值和社会价值的统一。

7. 感染性休克的病因

感染性休克是指由于病原体侵入人体，向血液内释放内毒素，导致循环障碍、组织灌注不良而引起的休克。皮肤是抵御外界病原体侵入，保护身体的重要屏障，皮肤完整性受损会增加身体感染的可能，例如大面积文身致皮肤破溃，皮肤屏障受损后细菌入血导致感染性休克。结合病因，引导学生关注健康、预防疾病，保持一个强健的体魄，确立乐观向上、积极进取的人生态度，热爱生活、珍爱生命。

8. 肠外营养支持病人的护理

肠外营养是经静脉途径提供营养素的营养支持方式。世界第一例全静脉营养孕育成功者是我国的一位全小肠切除病人，全球首例"无肠女"平安生子的消息，也被纳入吉尼斯世界纪录。这是在肠外营养方面我国创造的医学奇迹。借此事件，激发学生的民族自豪感。

9. 国内外麻醉发展史

疼痛曾是阻碍外科发展的三大障碍之一。麻醉剂的出现，解决了这一障碍。公元 2 世纪，传说我国名医华佗发明了"麻沸散"，曾用"以酒服麻沸散"进行了腹部手术。公元 652 年孙思邈的《备急千金药方》及 1596 年李时珍的《本草纲目》中，介绍了曼陀罗花的麻醉作用。1772 年，英国化学家普利斯特列（Priestley）与布莱克（Black）制成了氧化亚氮（笑气）。1844 年，牙医威尔斯（Wells）将笑气用于拔牙手术。1842 年，美国医师隆（Long）首次使用乙醚麻醉，但未被世人注意。1846 年，莫顿（Morton）在美国麻省总医院公开实施乙醚麻醉，标志着现代麻醉学的开始。结合相关故事，激发学生的创新意识，不断追求新技术。

10. 无菌技术的发展

无菌技术是在医疗护理操作过程中，保持无菌物品、无菌区域不被污染、防止病原微生物入侵人体的一系列操作技术。英国外科医生利斯特（Lister），是无菌技术的创始人，创立了李氏外科消毒，即用碳酸喷雾消毒手术室，用煮沸法消毒手术用具，用碳酸溶液浸湿的纱布覆盖伤口，来隔绝伤口与空气的接触。1883 年德国医生古斯塔夫·诺伊贝尔（Gustav

Neuber）发明了无菌手术衣和帽子。1890 年美国外科医生威廉·斯图尔特·霍尔斯特德（William Stewart Halsted）提出橡胶手套的应用。1891 年德国普鲁士的恩斯特·冯·伯格曼（Ernst von Bergmann）提出用热力灭菌来消毒器械。1897 年在波兰医生米库利奇（Johann von Mikulicz—Radecki）的建议下，口罩逐步形成。近 30 年来，手术室继工业性洁净室后又开展了生物洁净室、空调净化室。结合相关知识，让学生了解外科手术室无菌技术的不断更新完善，教育学生勇于探索、善于创新，不断提高手术室护理技术。

11. 手术室无菌原则

手术中的无菌操作是预防切口感染、保证病人安全的关键，是影响手术成功的重要因素。所有参加手术的人员都要充分认识其重要性，严格遵守无菌原则，并贯穿手术的全过程。结合医院的相关制度，要求在手术室内要严格执行无菌操作技术规程，培养学生自觉遵纪守法。

12. 外科手消毒

外科手消毒是指手术人员通过机械刷洗和化学消毒方法清除并杀灭双手和前臂的暂驻菌和部分常驻菌，达到消毒皮肤的目的。外科手消毒可以防止病原微生物在医务人员和病人之间的传播，有效预防手术部位感染的发生。结合材料，提高学生的无菌意识，培养学生的慎独精神，同时强化"一切为了病人"的理念，培养学生的责任心，强调职业精神，在工作中做到恪尽职守、全心全意为病人服务。

13. 手术室护理技术

手术室护理技术包括外科手消毒、穿脱手术衣、戴无菌手套、铺无菌手术巾。护士必须掌握手术室护理技术，协助医生顺利完成手术。手术室的护理工作具有实践性强、操作技术高、无菌要求严格等特点。因此，在正式进入手术室工作前必须要有专业的知识储备以及足够的技术操作水平，否则将会面临很大的风险。手术室护理技能操作是将学生的理论知识运用到实践的关键，缺乏技能操作练习，与临床脱轨，势必缺乏动手的能力，正式进入临床后不能够适应临床的工作。因此，实践教学不可或缺。结合相关内容，使学生树立严谨认真、一丝不苟的工作态度，培养学生实践动手能力、团队协作能力。

14. 术前病人的护理

手术是治疗外科疾病的重要手段，但麻醉、手术创伤也会加重病人的生理和心理负担，导致并发症、后遗症等不良后果。为获得良好的手术效果，除正确的手术操作外，还需要在手术前、中、后3个阶段进行精心护理。手术前要充分评估病人的情况，不仅要关注疾病本身，还要详细了解病人的全身情况，评估是否存在增加手术风险的因素，充分的术前准备对于优化手术效果、预防术后并发症有积极意义。强化学生严谨求实的科学精神、高度的责任心，医疗工作关乎人命，容不得一丝马虎，同时加强学生敬佑生命的态度。

15. 术后并发症切口感染的护理

手术损伤可导致病人免疫能力下降，术后伤口疼痛、禁食及应激反应等均可加重病人的生理、心理负担，不仅可能影响创伤愈合和康复过程，而且可能导致多种并发症的发生。手术后病人的护理重点是防治并发症，减少痛苦与不适，尽快恢复生理功能，促进康复。若术后3~4日，切口疼痛加重，切口局部有红、肿、热、压痛或波动感等，伴有体温升高、脉率加快和白细胞计数升高，可怀疑为切口感染。护士在术中配合医生严格无菌操作，术后密切观察手术切口情况，保持伤口清洁、敷料干燥，加强营养支持，增强病人抗感染能力，才能预防切口感染的发生。让学生明白"三分治疗、七分护理"的道理，增强学生热爱护理的使命感和高度的责任心。

16. 外科感染的分类

外科感染常见的致病菌有葡萄球菌、链球菌、大肠埃希菌、变形杆菌、铜绿假单胞菌、拟杆菌等。按病原菌的种类和病变性质分为非特异性感染和特异性感染。非特异性感染可由单一病原菌引起，也可由几种病原菌共同作用形成混合感染。作为临床医务工作者，在确定外科感染致病菌时要科学探究、严谨求实，才能为外科感染临床的治疗及护理提供依据。引导学生看待问题要全面，从而树立严谨认真、一丝不苟的工作态度。

17. 外科感染病人的治疗

外科感染早期可根据感染部位、临床表现及脓液性状估计致病菌的种类，选用适当的抗生素。获得细菌培养和药物敏感试验结果后，根据检查结果选用敏感抗生素。通过新闻信息，一旦发生抗生素滥用，就有可能给病人造成非常多的危害。因此，临床治疗时必须合理应用抗生素，避免抗生素滥用现象。培养学生规范行医意识、遵守职业道德规范、实现对学生遵纪守法的法治精神的增强。

18. 疖的处理

鼻、上唇及周围所谓"危险三角区"的面疖如被挤压或处理不当，致病菌可沿内眦静脉和眼静脉向颅内扩散，引起化脓性海绵状静脉窦炎，出现颜面部进行性肿胀，伴寒战、高热、头痛、呕吐甚至昏迷等症状，病情严重，可危及生命。结合相关知识，增强学生掌握准确的处理、护理方案，提高学生的健康教育意识及预防意识，实现对学生的科学思维能力的提升。

19. 破伤风病人的护理

破伤风病人发作期在肌肉紧张性收缩的基础上，任何轻微的刺激，如光线、声音、接触、饮水等，均可诱发全身肌群强烈的阵发性痉挛。因此护士需要将病人安置于单人隔离病室，温度湿度适宜，保持安静，遮光。避免各类干扰，减少探视，医护人员说话、走路要低声、轻巧；使用器具时避免发出噪声。治疗、护理等各项操作尽量集中，可在使用镇静剂 30 分钟内进行，以免刺激打扰病人而引起抽搐。引导学生关注细节，培养精益求精的精神，实现对学生"慎独"的职业作风的培养。

20. 创伤病人的处理

创伤是指机械性致伤因素作用于人体所造成的组织结构完整性的破坏或功能障碍，是临床最常见的一种损伤。妥善的现场救护是挽救各种类型创伤病人生命的重要保证，为进一步救治奠定基础。5G 医疗应急救援系统通过网络切片、边缘计算、大数据等技术，以 5G 急救车为基础，配合人工智能、AR、VR 和无人机等应用利用 5G 医疗设备可以第一时间完成验血、心电图、彩超等一系列检查，并通过 5G 网络将医学影像、病人体征、病情记录等大量生命信息实时回传到医院，实现院前院内无缝联动，大大缩短抢救响应时间，为病人争取更大生机。借助我国科技发展为医疗带来的进步，激发学生与时俱进、不断探索，不断创新的能力。

21. 烧伤面积的计算

烧伤面积以相对于体表面积的百分率表示。估计方法有多种，目前国内多采用中国新九分法和手掌法。儿童头较大，下肢相对短小，如同甲骨文中

"子"字的字形，与成人体表面积相比，具有"头大身小"的特点。引导学生在学习专业知识的过程中，领悟先辈们的智慧和中华文化的魅力，增进学生的文化自信。

22. 烧伤病人的护理

烧伤湿性医疗技术体系是我国科学家徐荣祥教授发明创建的一种顺应生命规律的全新烧伤治疗技术与方法，是从烧伤发病的机制出发，以顺应生命再生规律的医疗思路而建立的从局部到全身系统的治疗烧伤的理论和技术。该技术对烧伤创面的处理不是按外科干燥治疗技术要求的脱水干燥，而是要创造创面的生理湿润环境。培养学生的创新思维，提高创新意识，创业能力。

（二）模块二：普通外科

1. 甲亢术前药物准备

术前通过药物降低基础代谢率是甲亢病人手术准备的重要环节，通常有4种方法：单用碘剂、硫脲类药物加用碘剂、碘剂加用硫脲类药物后再加用碘剂和普萘洛尔。通过服药，甲亢症状得到基本控制，病人情绪稳定，睡眠好转，体重增加，脉率稳定在每分钟90次以下，脉压恢复正常，基础代谢率+20%以下，方可进行手术。这是预防术后甲亢危象的关键。引导学生在护理实践中遵守专业规范及标准，并能够在护理实践中自觉履行责任。

2. 甲亢病人突眼的护理

甲亢病人由于交感神经兴奋性增高，可出现突眼体征。典型者双侧眼球突出、睑裂增宽。严重者上下眼睑难以闭合，甚至不能盖住角膜。护士需要指导突眼病人注意保护眼睛，常滴眼药水。外出戴墨镜或眼罩以免强光、风沙及灰尘刺激；睡前用抗生素眼膏敷眼，戴黑眼罩或以油纱布遮盖，以免角膜过度暴露后干燥受损，发生溃疡。引导学生始终将病人健康放在首位，尊重病人、关爱病人，培养学生全心全意为护理对象服务的精神。

3. 乳腺癌的流行病学

在我国所有恶性肿瘤当中，乳腺癌发病率排第5位，在女性中排第1位。每年有近20万女性被诊断出乳腺癌，且发病率呈逐年上升趋势，尤其是在东部沿海地区和经济发达的大城市，其发病率增加尤其显著。近年来，全球乳腺癌的死亡率逐步下降，但是在中国，特别是在广大的农村地区，乳腺癌死亡率的下降趋势并不明显。引导学生查阅资料，培养学生严谨求实的科学精神。

4. 乳腺癌病人的临床表现

乳腺癌的早期症状表现为患侧乳房出现无痛性、单发小肿块。有的病人在洗澡时无意中发现乳房肿块就诊，也有病人直到发生远处转移，出现腰椎疼痛就诊才被确诊。结合病例，引导学生热爱生命、关爱健康，同时培养学生勤于观察、勇于探求真理的精神。

5. 乳腺癌病人的术后康复锻炼

乳腺癌术后病人因手术影响淋巴及血液循环，导致患侧上肢活动范围受限，活动耐力降低。早期正确的康复锻炼，可促进局部血液循环，改善局部缺血缺氧状况，有利于减轻水肿，促进炎症物质吸收，阻止感染的发生。结合教学内容，加强学生临床实践能力，培养学生的服务意识，增强社会责任感。

6. 乳腺癌病人的健康教育

乳腺癌的健康教育包括加强营养、5 年内避免妊娠、坚持治疗、乳房定期检查。其中乳房定期检查也是乳腺癌早期发现的重要手段。20 岁以上女性，每月应自查乳房一次，以便能尽早发现异常，及时就诊。引导学生关注女性健康，培养学生互帮互助、服务人民、奉献社会的精神。

7. 化脓性腹膜炎病人的护理

化脓性腹膜炎病人的治疗需根据病因、病情发展阶段以及病人情况，选择适当的治疗措施。病人病因不明且病情不重者可先采取非手术治疗，根据病情发展再决定治疗措施。在非手术治疗期间，护士需监测生命体征，记录 24 小时出入水量，观察腹部症状和体征的动态变化。病人虽有疼痛症状，但诊断不明确时慎用镇痛剂，以免掩盖病情。帮助学生运用科学思维方式解决临床护理中复杂问题的能力，培养学生严谨认真的态度和科学的思维能力。

8. 腹部损伤病人的护理

腹部损伤平时和战时都较多见，可由多种致伤因素造成，导致伤情各异。另外，病人的机体状况不同，也会出现不同的损伤表现和治疗结果，使诊断、治疗和护理难度增大。腹部损伤常伴有内脏损伤，可因大出血或腹腔感染而威胁生命。降低腹部损伤病人死亡率的关键是早期、正确的诊断和及时、有效、合理的处理。护士应密切观察病情变化，根据具体情况做好急救护理与术前、术后的护理配合。让学生明确扎实的专业知识是抢救病人生命的前提保证，帮助学生提高思维能力，培养学生严谨求实的科学态度。

9. 造口的发展史

肠造口术是外科最常施行的手术之一。1961 年美国外科医生特恩布尔（Turnbull）培养出世界上第一位专业造口治疗师诺玛·吉尔（Norma Gill）并首先提出造口治疗是一门新的科学——造口治疗学。1988 年第二军医大学附属长海医院喻德洪教授将造口护理理念引入国内，并举报首届肠造口培训班。2001 年第一所造口治疗师学校成立。造口治疗师负责腹部肠造口的护理、预防及治疗肠造口并发症，为病人及家属提供咨询服务和心理护理，以使病人达到完全康复为最终目的，在造口病人的康复护理中发挥重要作用。结合相关内容，增强学生对护理职业的自信，对护理技能的认可。

10. 直肠癌病人造口的护理

直肠癌病人造口术后真正面对造口时，常表现出消极悲观情绪。因此，护士应主动与病人交谈，鼓励其说出内心的真实感受，帮助病人逐步掌握造口自我护理技能，逐渐恢复正常生活。引导学生正确对待病人，运用专业技能减轻病人痛苦。培养学生爱岗敬业、无私奉献的精神。

11. 肝癌的病因

原发性肝癌是我国常见的恶性肿瘤。在我国，肝癌年死亡率占肿瘤死亡率的第 2 位。肝癌病人常有病毒性肝炎、肝硬化的病史，而且肝癌相对高发地区粮食被黄曲霉菌及其毒素污染程度高于其他地区。通过病因，引导学生注重饮食健康、预防疾病，同时培养学生积极参与社区健康宣传，关爱人民健康。

12. 肝癌病人的临床表现

肝癌病人的临床表现主要是肝区疼痛，多为右上腹或中上腹持续性钝痛、胀痛或刺痛，夜间或劳累后加重。原兰考县委书记焦裕禄身患肝癌，依旧忍着剧痛坚持工作，用自己的实际行动，铸就了"焦裕禄精神"。培养学生迎难而上、无私奉献的精神。

13. 肝癌的治疗

早期诊断、早期采用以手术切除为主的综合治疗，是提高肝癌长期治疗效果的关键。"中国肝胆外科之父"吴孟超是最先提出中国人肝脏解剖"五叶四段"的新见解，在国内首创常温下间歇肝门阻断切肝法，率先突破人体中肝叶手术禁区，建立了完整的肝脏海绵状血管瘤和小肝癌的早期诊治体系、常温下无血切肝术、肝癌复发再切除和肝癌二期手术技术，并于20世纪90年代首先开展腹腔镜下肝切除和肝动脉结扎术。引导学生深刻认识技术精湛的大国工匠精神及高尚的医德对我国医学发展的重要性。培养学生不断开拓创新，提升专业水平和从业能力。

（三）模块三：外科专科

1. 急性脑疝的处理原则

脑疝是颅内压增高的严重后果，移位的脑组织压迫脑的重要结构或生命中枢，如不及时救治常危及病人生命。一旦确诊，立即紧急降低颅内压。同时做好手术前准备。保持呼吸道通畅，给予氧气吸入，枕骨大孔疝发生呼吸骤停者，立即进行气管插管和辅助呼吸。密切观察意识、生命体征、瞳孔变化和肢体活动。临床工作者在抢救病人时依然要做到"忙而不乱、忙而有序"。护理技术是立身之本，引导学生掌握专业技能，培养学生的职业道德感和"慎独"的职业作风。

2. 格拉斯哥昏迷评分法

意识障碍的程度可以反映脑损伤的轻重。对意识障碍程度的分级有两种方法，意识障碍分级法和格拉斯哥昏迷评分法。格拉斯哥昏迷评分法分别对病人的睁眼、言语、运动三方面的反应进行评分，再累计得分，分数越低表明意识障碍越严重。临床护士的准确评估，有助于及时发现病人病情变化。培养学生科学严谨的办事作风，提高学生的科学思维能力。

3. 冬眠低温疗法

亚低温冬眠疗法是应用药物和物理方法降低体温，使病人处于亚低温状态。目的是降低脑耗氧量和脑代谢率，增加脑对缺血缺氧的耐受力，减少脑血流量，减轻脑水肿。实施降温时，先进行药物降温。待自主神经被充分阻滞，病人御寒反应消失，进入昏睡状态后，方可加用物理降温措施。若未进入冬眠状态即开始降温，病人会出现寒战，使机体代谢率增高、耗氧量增加，反而增高颅内压。且因冬眠药物作用，病人肌肉松弛，吞咽、咳嗽反射减弱易发生肺部并发症；物理降温时，易于发生压疮和冻伤。国内外医护专家为了更好地保证病人的生命健康不懈努力和探索，最终不断地更新冬眠低温治疗仪，为更多的病人带去福音。对学生进行爱国主义教育的培养，激发学生专业学习的热情。

4. 脑室引流的护理

脑室引流在脑神经外科中是一种非常常见的急救方法，其最主要的作用就是减缓病人颅内压力升高的速度，同时也为病人颅内手术做术前准备。病人回病室后，立即在严格的无菌条件下连续引流袋，妥善固定引流管及引流袋。引流管开口需高于侧脑室平面 10 ~ 15cm，以维持正常的颅内压。脑室引流在护理时需严格无菌操作，每日定时更换引流袋或复查CT 搬动病人时，应先夹闭引流管，以免管内脑脊液逆流入脑室，引起逆行感染。注意保持整个装置无菌，必要时作脑脊液常规检查或细菌培养。护士需要一丝不苟，严格遵守职业道德规范。引导学生慎独自律的科学素养。

5. 血胸病人的处理

血胸是指胸膜腔积血。胸膜腔积血后，随胸膜腔内血液积聚和压力增高，患侧肺受压萎陷，纵隔被推向健侧，致健侧肺也受压，阻碍腔静脉血液回流，严重影响病人呼吸和循环。胸廓内血管、肋间血管或压力较高的动脉损伤时，出血量多且急，常不易自行停止，可造成有效循环血量减少致循环衰竭，病人可因失血性休克短期内死亡。不同类型的血胸处理方式不同，术前护士要密切关注病情，以便及时发现活动性出血征象，积极做好开胸手术的术前准备。详细护理评估、做好病情观察、明确处理方式是一名护士必须具备的职业素质。培养学生的洞察能力和评判性思维能力。

6. 肺癌的病因

肺癌居全世界和我国城市男性恶性肿瘤发病率和死亡率的第 1 位。近年来，全世界肺癌的发病率和死亡率正在迅速上升，女性肺癌的发病率增加更明显。肺癌的病因至今尚不明确。吸烟是肺癌的重要风险因素，烟草内含有苯并芘等多种致癌物质，吸烟量越多、时间越长、开始吸烟年龄越早，肺癌发病率越高。吸烟还可引起其他肺部疾病、心血管疾病、多种癌症。空气污染也是引发肺癌的一个重要因素。引导学生养成健康生活方式，严于律己、珍爱生命。同时爱护环境，从自身做起，减少环境污染，培养学生生命至上理念、生态文明意识。

7. 肺癌术后肺功能的康复训练

肺癌术后肺功能的康复训练，主要包括深呼吸、扩胸运动、腹式呼吸等，都可以促进肺功能的恢复。在进行锻炼时，锻炼强度应该由弱逐渐转强，以不感到疲劳为度，多做深呼吸、腹式呼吸，可以有效预防肺部粘连的发生，促进肺功能的恢复；腹式呼吸方法一般采取身体放松，且取立位，左右手分别放在胸前或胸腹部，全身肌肉放松，呼气时用口呼出，同时收缩腹部，胸廓保持最少活动幅度，可以促进肺泡的通气量。术后早期在床上活动、按摩肢体、拍背、有效咳嗽，避免痰液积聚过多导致肺部感染的可能。护士需要认真指导病人，鼓励病人在疼痛的情况下也要咳嗽，加强人文关怀，教会病人康复训练的方式方法，帮助病人早日恢复肺功能。引导学生树立以人为本的思想，在临床工作中体现人文关怀。

8. 泌尿系损伤病人的临床表现

泌尿系统损伤以男性尿道损伤最多见，肾和膀胱次之，输尿管损伤最少见。肾损伤、膀胱损伤、尿道损伤的临床表现都有疼痛、血尿、尿液外渗、休克等表现。但是疼痛的部位、尿液外渗的范围、休克的原因不同。护士的准确评估有助于医生的诊断和治疗方案的确定。帮助学生学会鉴别，抓住不同之处，培养学生严谨认真、一丝不苟的工作态度。

9. 膀胱冲洗护理技术

作为常用的一种临床医疗技术，膀胱冲洗具有消除膀胱内血块、细菌等异物的作用，通过三通导尿管，将冲洗液缓慢灌入膀胱当中，在虹吸原理作用下，排出膀胱的冲洗液引流至体外。以往采用膀胱冲洗装置，病人舒适度低、尿路感染发生率高、护理满意度低。随着医疗技术的不断发展，改良型全密闭式膀胱冲洗装置逐渐在临床上得到广泛应用。自动膀胱冲洗器、四连三通管膀胱冲洗器、多插头一次性膀胱冲洗器也陆续在临床上应用。引导学生要树立终身学习的意识，重视本专业领域的新知识、新技术、新工艺、新方法的融入与应用，培养学生的创新能力。

10. 骨折病人的急救方法

骨折病人急救的目的在于简单有效地抢救生命，保存患肢，能安全迅速地运送到医院，以便获得妥善治疗。在现场急救时不仅要处理骨折，更要注意全身情况的处理，优先处理危及生命的问题。骨折部位需要做好止血包扎，搬运时防止二次损伤。医疗工作关乎生命，容不得一丝马虎。护理人员在现场需要配合医生进行抢救。结合内容，培养学生严谨求实的科学精神，帮助学生树立服务意识、团队意识，强化社会责任感。

11. 骨折病人的处理

骨折的病人需要进行复位、固定。复位分手法复位和切开复位，固定分外固定和内固定。不同部位、不同程度骨折的处理方式不用。引导学生明确因人而异的处理方法，同时指引学生去感受病人的疼痛，引发共鸣，从而自主关爱病人。以此体现学生在照护病人过程中的爱伤观念，实现培养学生的社会责任和医德医风。

12. 骨折病人的功能康复

功能锻炼是骨科治疗的重要组成部分，是促进肢体功能恢复、预防并发症的重要保证。康复训练应遵循循序渐进、动静结合、主动与被动运动相结合的原则。护士可应用图、表的方式，与病人共同讨论并制订个性化的功能锻炼方案，从而充分调动病人的主观能动性，争取早期、科学、合理地进行康复训练。结合教学内容，让学生明白"三分治疗、七分护理"的道理，增强学生热爱护理的使命感和高度的责任心。

四、课程思政实施路径

"外科护理学"课程思政实施路径见表 7 - 1。

表 7-1 "外科护理学"课程思政实施路径

课程章节（模块）	课程内容	课程思政元素	教学素材	教学实施建议	支撑专业课程思政二级指标	考核评价
模块一：总论	外科护理学的发展	民族自豪感创新精神	材料：外科医学科学家的事迹；《手术两百年》视频节选；外科护理新技术相关图片	通过重温外科护理学发展过程中建树丰硕的医学科学家们的事迹，以外科学界楷模为榜样，引导学生树立民族自豪感、提升医德认知水平。通过《手术两百年》视频节选和外科护理发展中的新技术，让学生了解外科护理技术的发展，并培养学生勇于创新的时代精神	2.2 民族精神 2.3 时代追求	课后作业（1）：请结合外科护理学发展过程，撰写不少于 500 字的作业，该护理的创新精神和自己的理想追求，题目自拟，根据课后作业评分表（见表 7-5）进行评分。重点考查学生家国情怀
	等渗性缺水	辩证思维	案例：地震后 72 小时接收的一名伤员	采用案例分析，小组讨论的方法。通过分析案例中伤员出现的问题，需要进一步做做的检查引导学生展开讨论，分析应当采取的治疗方案存在的护理问题。培养学生的辩证思维能力和严谨的工作作风，形成良好的科学精神	3.3 科学素养	小组讨论（1）：围绕案例展开小组讨论，小组代表汇报，根据小组讨论评分表（见表 7-3）进行评分，重点考查学生的辩证思维能力
	低钾血症的病因及临床表现	严谨的工作作风	材料："大学生打篮球后瘫痪不起"的新闻	借助新闻媒体报道，用"大学生打篮球后瘫痪不起"的事件导入学习低钾血症，通过案例分析，引发学生思考案例中大学生发生低钾血症的原因及预防措施。培养学生重视本职工作的态度及严谨的工作作风	3.3 科学素养	课堂测验（1）：以低钾血症临床表现为主，展开课堂测试，根据课堂测验评分表（见表 7-6）进行评分。专业知识测试题重点考查学生对临床表现的掌握，设置开放式测试题考查学生严谨的工作作风

续表

课程章节（模块）	课程内容	课程思政元素	教学素材	教学实施建议	支撑专业课程思政二级指标	考核评价
	低钾血症病人的护理	关爱生命	案例：低钾血症病人如何输液	采用案例分析，小组讨论的方法，运用静脉补钾时必须遵守的静脉补钾原则，学生根据静脉补钾原则，为病人制订补液方案，引导学生进行护理操作时也要善于沟通，为病人细致解释，确保护理对象的健康	3.5 医者仁心	小组讨论（2）：围绕材料展开小组讨论，小组代表展示汇报，根据小组讨论评分表（见表7－3）进行评分，重点考查学生关爱病人的意识
模块一：总论	休克病人的现场救护	救死扶伤	案例：休克抢救成功	采用案例分析，小组讨论的方法，通过"医护人员争分夺秒抢救休克"的案例，帮助学生真正理解"时间就是生命，技术就是生命"，从而培养学生救死扶伤，敬佑生命、尊重生命的观念	2.4 社会责任	课堂测验（2）：以现场休克抢救为主题，展开课堂测试，根据课堂测验评分表（见表7－6）进行评分。专业知识测试重点考查学生对现场休克的抢救的掌握，设置开放式测试题考查学生对案例所蕴含的社会责任感的理解
	休克病人的处理原则	无私奉献	材料：无偿献血先进事迹	通过讲述无偿献血先进事迹，组织小组讨论对"无偿献血"的看法，培养学生无私奉献精神，在社会生活实践中服务社会，奉献社会	2.1 人生价值	作品设计（1）：围绕休克病人的处理原则，绘制休克病人的处理流程图，根据作品设计评分表（见表7－4）进行评分，重点考查学生的无私奉献精神

续表

课程章节（模块）	课程内容	课程思政元素	教学素材	教学实施建议	支撑专业课程思政二级指标	考核评价
模块一：总论	感染性休克的病因	关注健康	材料："年轻小伙纹身后休克"的视频	通过观看"年轻小伙纹身后休克"的视频，小组讨论分析视频中小伙休克原因，引导学生关注健康、确立乐观向上，保持一个强健的体魄，积极进取的人生态度，珍爱生命	3.4 心理修养	小组讨论（3）：围绕材料展开小组讨论，小组代表发表汇报，根据小组讨论评分表（见表7-3）进行评分，重点考查学生预防疾病、关注健康的意识、关注健康生命
	肠外营养支持病人的护理	民族自豪	材料："无肠女"周绮思的故事	通过介绍"孕妇周绮思小肠坏死全部切除后长期靠静脉输液维持生活"的新闻，让学生了解肠外营养方面我国创造的医学奇迹，世界纪录，激发学生的国家荣誉感、职业自豪感	2.2 民族精神	课堂测验（3）：以外科营养支持病人的护理为主，展开课堂测试。专业知识测试题重点考查学生对外科营养支持护理的掌握，设置开放式测试题考查学生对案例所蕴含的国家荣誉感、职业自豪感的理解
	国内外麻醉发展史	创新追求	材料：威廉·托马斯·格林·莫顿：华佗发明麻沸散的故事	通过查阅资料，小组讨论的方法，让学生分组借助网络查阅国内外麻醉发展史相关的新闻，课上进行分享。在提高学生学习专业知识的兴趣的同时，激发其创新意识，不断追求新技术	2.3 时代追求	小组讨论（4）：围绕材料展开小组讨论，小组代表发表汇报，根据小组讨论评分表（见表7-3）进行评分，重点考查学生的创新意识

续表

课程章节（模块）	课程内容	课程思政元素	教学素材	教学实施建议	支撑专业课程思政二级指标	考核评价
模块一：总论	外科感染的分类	严谨认真	材料：常见致病菌特性	通过教师介绍常见致病菌特性，让学生查阅资料，了解不同致病菌所致的外科感染的特点，引导学生树立严谨认真、一丝不苟的工作态度	3.3 科学素养	作品设计（6）：设计常见致病菌所致疾病的思维导图，根据作品设计评分表（表7-4）进行评分，重点考查学生严谨认真的思维能力
	外科感染病人的治疗	遵纪守法	材料："规范使用抗生素"的新闻	通过讲授"规范使用抗生素"的新闻，分组讨论如何正确应用抗生素，避免抗生素滥用现象的发生，培养学生规范行医意识、遵守职业道德意识，增强遵纪守法的法治精神	4.3 遵守规则	小组讨论（7）：围绕材料展开小组讨论，小组代表展开汇报，根据小组讨论评分表（见表7-3）进行评分，重点考查学生遵纪守法精神
	疖的处理	科学思维能力	材料："疖处理不当"的新闻视频	通过观看危险三角区的疖自行处理不当导致严重后果的新闻视频，要求学生掌握正确的处理、护理方案，增强学生的健康教育意识及预防意识	3.3 科学素养	小组讨论（8）：围绕材料展开小组讨论，小组代表展开汇报，根据小组讨论评分表（见表7-3）进行评分，重点考查学生科学思维能力

续表

课程章节（模块）	课程内容	课程思政元素	教学素材	教学实施建议	支撑专业课程思政二级指标	考核评价
模块一：总论	破伤风病人的护理	慎独精神	材料："破伤风病人护理"的视频	课堂上教师播放"破伤风病人的护理"的视频，通过观察病房环境，护士的操作，引导学生关注细节，讨论如何减少病人抽搐的发生。培养精益求精的精神、慎独的职业作风	5.2 医德医风	课堂测验（4）：围绕课堂内容发布测验题，展开课堂测试，根据课堂测验评分表（见表7-6）进行评分。专业知识测试重点考查学生对病人护理的掌握，设置开放式测试题考查学生的慎独精神
	创伤病人的处理	与时俱进	材料："5G时代的智能外伤急救系统"的相关视频	通过观看"5G时代的智能外伤急救系统"的相关视频，介绍我国科技发展为医疗带来的进步，激发学生与时俱进，不断探索、不断创新的能力	2.3 时代追求	小组讨论（9）：围绕材料展开小组讨论，小组代表展开小组汇报，根据小组讨论评分表（见表7-3）进行评分，重点查看学生的创新思维能力
	烧伤面积的计算	传统文化认同	材料：甲骨文中"子"字的字形	习近平总书记曾说："中国字是中国文化传承的标志"，因此在讲解"烧伤面积的计算"时，通过让学生分析甲骨文中"子"字形如何，字形中的婴儿，得出婴幼儿的体表面积和"子"字的字形一样，与成人体表面积相比，具有"头大身小"的特点，从而分析出婴幼儿烧伤面积的计算方法，让学生在学习专业知识的过程中，领悟先辈们的智慧和中华文化的魅力，增强学生的文化自信	1.3 文化自信	课堂测验（5）：围绕课堂内容发布测验题，展开课堂测试，根据课堂测验评分表（见表7-6）进行评分。专业知识测试重点考查学生对烧伤面积计算方法的掌握，开放式测试题考查学生对中华传统文化的认同

续表

课程章节（模块）	课程内容	课程思政元素	教学素材	教学实施建议	支撑专业课程思政二级指标	考核评价
模块一：总论	烧伤病人的护理	创新创业意识	材料："烧伤湿性医疗技术"相关文献	教师课前将"烧伤湿性医疗技术"相关文献上传学习通，讲解烧伤性护理时，为学生介绍烧伤湿性医疗技术，分享相关文献，提高学生创新意识，激发创新能力	2.3 时代追求	小组讨论（10）：围绕材料展开小组讨论，小组代表汇报，根据小组讨论评分表（见表7-3）进行评分，重点考查学生创新意识、创业意识
模块二：普通外科	甲元术前药物准备	专业规范	案例：甲元术前准备	教师讲解术前护理时，分组讨论病人术前药物准备的方法，并选择手术时机。引导学生在护理实践中遵守专业规范及标准，并能够在护理实践中自觉履行责任	4.3 遵守规则	课后作业（2）：请结合甲元术前药物准备的要求，撰写不少于500字的作业，题目自拟，根据课后作业评分表（见表7-5）进行评分。重点考查学生的专业规范性
	甲元病人突眼的护理	关爱病人	材料：突眼护理的相关文献	教师课前布置任务，要求学生借助网络查阅突眼病人的护理方法，课上学习护理措施时，选取部分护理技术，培养学生关爱病人，全心全意为护理对象服务的精神	3.5 医者仁心	小组讨论（11）：围绕甲元突眼的护理展开小组讨论，小组代表汇报，根据小组讨论评分表（见表7-3）进行评分，重点考查学生的医者仁心

课程章节（模块）	课程内容	课程思政元素	教学素材	教学实施建议	支撑专业课程思政二级指标	考核评价
	乳腺癌病人的流行病学	严谨求实	材料：近年乳腺癌发病率、发病人群的相关流行病学数据	通过"学习通"发布课前学习任务单、微视频等资料，并提出问题：我国乳腺癌流行病学情况是怎样的？你知道乳腺癌发生与哪些因素有关吗？最小的乳腺癌病人有几岁？并让学生以小组为单位采用PPT、手绘或思维导图形式上传至"学习通"，完成线上任务和实践任务，培养学生严谨求实的科学精神	3.3 科学素养	课堂测验（6）：以乳腺癌发病率为题，展开课堂测试，根据课堂测验评分表（见表7-6）进行评分。专业考查学生对乳腺癌人群中的流行和影响程度的认知和掌握，设置开放式测试题考查学生严谨求实的科学精神
模块二：普通外科	乳腺癌病人的临床表现	关爱健康 探求真理	材料：1."某患病女歌手接受采访"的相关视频；2.某女博士撰写的书籍	通过"学习通"平台发布课前学习任务单，要求学生对女歌手病情查阅后进行课堂汇报，课上借助女歌手接受媒体采访时所讲述的临床资料进行总结讨论。思考女歌手乳腺癌复发的原因进而培养学生关爱健康、热爱生命并且勤于观察的能力。通过展示书籍中的相关章节内容让学生回答相关问题，学习作者为了查出患病原因，大量查阅文献，探求真理的精神	3.1 人文素养 3.3 科学素养	课后作业（3）：阅读书籍，撰写不少于500字的作业，根据课后作业评分表（见表7-5）进行评分。分析乳腺癌早期症状及乳腺癌早期发现中的重要性。重点考查学生的人文素养

续表

课程章节（模块）	课程内容	课程思政元素	教学素材	教学实施建议	支撑专业课程思政二级指标	考核评价
	乳腺癌病人的术后康复锻炼	服务意识	材料：1. "乳腺癌术后康复"相关论文；2. "乳腺癌术后康复操"视频；3. "乳腺癌全切术后"案例	课前发布乳腺癌术后康复的相关论文资料，学生分组讨论乳腺癌术后康复的重要性和必要性。课中引入乳腺癌病人护理同题，要求学生在病例中根据乳腺癌病人病例，特别是在对性的护理措施，特别是进行有效的如何指导锻炼从而逐渐恢复功能的教学内容。让学生在给合观看视频在观看基础上进行创新，将创新后的乳腺癌功能锻炼拍成视频发布朋友圈，扩大宣传、传播"仁爱"精神，培养学生的服务意识，增强社会责任感	2.4 社会责任	作品设计（7）：参考"乳腺癌术后康复操"最新视频，设计出更容易让病人掌握的康复操，根据作品设计评分表（见表7-4）进行评分。通过作品设计对考查学生的社会责任感
模块二：普通外科	乳腺癌病人的健康教育	服务人民	材料："某歌手通过早期自我检查发现乳腺癌"的视频	课上教师和学生针对视频开展进一步的讨论，在进行健康教育的同时，使学生认识到乳腺癌早期发现的重要性，运用自己所学知识开展社会服务。课后乳腺癌检出率。课后任务：以小组为单位设计关于"乳房自我检查方法"的宣传海报并深入社区进行宣传，呼吁更多的人关注乳房、关注女性健康。通过第一课堂与第二课堂相结合，关注形成联动，显性教育与隐性教育相结合，不断提升当代大学生的思想觉悟，回报社会意识，弘扬社会主义核心价值观	2.4 社会责任 5.1 社会公德	作品设计（8）：参考"乳腺癌早期发现相关资料"，设计以关爱乳房为主题的"乳腺癌早期发现海报"到社区进行宣传，根据作品设计评分表（见表7-4）进行评分，考查学生的社会责任感和社会公德

续表

课程章节 （模块）	课程内容	课程思政 元素	教学素材	教学实施建议	支撑专业课程 思政二级指标	考核评价
	化脓性腹膜炎病人的护理	严谨认真	案例：一名急腹症病人保住性命	讲解护理措施时，教师发布案例，并提出问题：病人疼痛会观察哪些方面？病人疼痛如何护理？学生分组讨论后，教师帮助学生运用科学思维方式解决临床护理中复杂问题的能力，培养病人严谨认真的态度和科学的思维能力	3.3 科学素养	课堂测验（7）：以急性腹膜炎病人在医护共同努力下得救的故事，展开课堂测试，根据课堂测验评分表（见表7-6）进行评分。专业知识测试题重点考查学生对急性腹膜炎病人临床表现的掌握，开放式测试题考查学生严谨认真的态度
模块二：普通外科	腹部损伤病人的护理	严谨求实	材料：纪录片《人间世》中医护合作抢救一名腹部开放性损伤的病人	教师讲解腹部损伤护理时，播放《人间世》视频节选。视频中医护人员细心观察、准确判断，成功抢救病人。让学生明确扎实的专业知识是抢救病人生命的前提保障，帮助学生提高思维科学态度力，培养学生严谨求实的科学态度	3.3 科学素养	小组讨论（12）：围绕《人间世》视频开展小组讨论，小组代表汇报，根据小组讨论评分表（见表7-3）进行评分，重点考查学生严谨求实的专业精神
	造口的发展史	职业自信	材料：造口治疗师发展的相关资料	课前通过"学习通"下发任务：通过网络、"学习通"等途径查阅造口发展史以及造口护理的发展，让学生通过自己搜集资料了解我国造口护理病史及发展现状，从而增强学生对护理职业的自信，对护理技能的认可	1.3 文化自信	小组讨论（13）：围绕"造口护士在造口病人中的护理"开展小组讨论，根据小组讨论评分表（见表7-3）进行评分，重点培养学生自己职业的自信

续表

课程章节 （模块）	课程内容	课程思政 元素	教学素材	教学实施建议	支撑专业课程 思政二级指标	考核评价
	直肠癌病人造口的护理	爱岗敬业	材料：某医院口护师陈秀霞开展相关优秀造口护理工作的图片	课上展示优秀造口护师陈秀霞的图片及相关事迹，对其踏实肯干、能干的工匠精神进行学习，开展小组讨论等引导学生做一名具有实干精益求精神的护理人员，同时深谙凡事有精益求精能大有可为。从身边人身边事中受到启发，理解平凡中的伟大，感受优秀造口护士爱岗敬业和无私奉献精神，激发职业认同并坚定为医疗卫生事业奉献、引导学生努力成为技术精湛、脚踏实地的人	5.2 医德医风	小组讨论（14）： 围绕"如何做一名合格的造口护士"开展小组讨论，小组代表学生根据小组讨论评分表（见表7-3）进行评分，重点考查学生对造口病人护理的深刻认识，培养学生严谨求实精益求精的精神
模块二：普通外科	肝癌的病因	关爱健康	材料：粮食发霉、案板变黑的图片	教师讲解肝癌病因时，展示粮食发霉、案板变黑的图片，请学生思考自己家庭食用的案板、筷子，是否存在使用变黑发霉粮食的现象。引导学生展开讨论如何预防肝癌，进而积极参与社区健康宣传，关爱人民健康	2.4 社会责任	课堂测验（8）： 以肝癌病因为主题，展开课堂知识测试，根据课堂测验评分表（见表7-6）进行评分。专业知识测试题重点考查学生对肝癌病因的认知程度，设置开放式测试题考查学生对蕴含的社会责任的理解

课程章节（模块）	课程内容	课程思政元素	教学素材	教学实施建议	支撑专业课程思政二级指标	考核评价
模块二：普通外科	肝癌病人的临床表现	无私奉献	材料：焦裕禄的故事视频及图片	课上通过焦裕禄同志因肝癌疼痛而痛苦强忍的视频让学生理解肝癌病人疼痛是主要的临床表现，同时通过焦裕禄同志的表现培养学生坚强的意志，全心全意为人民服务的精神。通过焦裕禄同志使用的藤条椅及办公环境等图片引动学生感受迎难而上、无私奉献的精神	2.4 社会责任	课后作业（4）：通过观看视频，要求学生深入体会焦裕禄为人民服务的人生价值，撰写不少于500字的作文，根据课后作业评分表（见表7-5）进行评分。重点考查学生对为人民服务的理解
	肝癌的治疗	开拓创新	材料：中国肝胆外科之父——吴孟超的事迹	教师课前通过学习平台发布吴孟超事迹的相关材料，要求学生阅读。课上讲解肝癌治疗上选取吴孟超院士治疗手段时认识到技术治疗的大国工匠精神及高尚的医德对我国医学发展的重要性。培养学生不断开拓创新，提升专业水平和从业能力	2.3 时代追求	课后作业（5）：要求学生结合吴孟超院士的事迹，撰写不少于500字的作文，根据课后作业评分表（见表7-5）进行评分。重点考查学生对开拓创新的理解
模块三：外科专科护理	急性脑疝的处理原则	精益求精 临危不乱	材料："急性脑疝病人的急救场面"视频	教师在讲解处理原则时，播放"急性脑疝病人的急救场面"的视频，课中组织学生一起观看，引导学生思考在抢救过程中如何做到"忙而不乱，忙而有序"，进一步引出护理原则是立身之本	3.3 科学素养 5.2 医德医风	作品设计（9）：专对急性脑疝的处理原则，结合课程内容，设计急性脑疝的处理流程图，按照作品设计评分表（见表7-4）进行评分。重点考查学生对急性脑疝处理原则的掌握程度

续表

课程章节（模块）	课程内容	课程思政元素	教学素材	教学实施建议	支撑专业课程思政二级指标	考核评价
	格拉斯哥昏迷评分法	严谨求实	材料：格拉斯哥昏迷评分量表	采用情景模拟、角色扮演的方法，在课堂上，互相人的昏迷评分，教师使用用格拉斯哥昏迷评分，确定其真昏迷速程度，以此培养学生科学严谨的办事作风，提高科学思维能力	3.3 科学素养	课堂测验（9）：以格拉斯哥昏迷评分量表为题，展开课堂测验。根据表7-6进行评分。专业知识测试题重点考查学生对格拉斯哥昏迷评分量表的理解应用。设置考查学生严谨求实的试题开放式测作风
模块三：外科专科	冬眠低温疗法	民族自豪感	材料：冬眠低温治疗仪的发展进程	教师在课上介绍冬眠低温治疗仪的发展进程，适时对学生进行爱国主义教育的培养，激发学生专业学习的热情	2.2 民族精神	课后作业（6）：请结合冬眠低温发展进程，撰写不少于500字的作文，谈中华民族的创新精神、拼搏精神和创造精神，题目自拟，根据课后作业评分表（见表7-5）进行评分。重点考查学生的家国情怀

续表

课程章节（模块）	课程内容	课程思政元素	教学素材	教学实施建议	支撑专业课程思政二级指标	考核评价
模块三：外科专科	脑室引流的护理	慎独自律	问题：讨论话题"针对脑室引流病人的护理，在没有人监督的情况下需要规范、严谨吗？"	通过在授课过程中组织学生进行演讲比赛，讨论"针对脑室引流病人的护理，在没有人监督的情况下需要规范、严谨吗？"这一话题。采用头脑风暴滚雪球展开讨论，以学习小组为单位进行汇报，将慎独自律内化于学生内心	3.3 科学素养	小组讨论（15）：围绕材料展开小组讨论，小组代表展示汇报，根据小组讨论评分表（见表7-3）进行评分，重点考查学生的职业道德，严谨作风
	血胸病人的处理	评判性思维	血胸病人的现场救护	讲解处理原则时引用案例，学生分组讨论，根据临床表现确定病人属于哪种类型，商定治疗方案。选取护士、一人扮演病人、一人扮演护士，模拟护理评估过程，培养学生的洞察能力和评判性思维能力	3.3 科学素养	小组讨论（16）：围绕材料展开小组讨论，小组代表评分汇报，根据小组讨论评分表（见表7-3）进行评分，重点考查学生对血气胸病人处理的重要性认识
	肺癌的病因	珍爱生命	材料："肺癌发病率及影响因素"的相关论文	教师通过课前准备，在课中为学生分享肺癌发病率和影响因素的现状、发病率及诱发因素，指导学生在日常生活中不仅要杜绝引发肺癌的因素，更要严于律己，珍爱生命	2.1 人生价值	小组讨论（17）：围绕材料展开小组讨论，小组代表评分汇报，根据小组讨论评分表（见表7-3）进行评分，重点考查学生对肺癌病因的认识，引导学生珍爱生命

课程章节 （模块）	课程内容	课程思政 元素	教学素材	教学实施建议	支撑专业课程 思政二级指标	考核评价
模块三： 外科专科	肺癌术后肺功能的康复训练	人文关怀	材料：肺功能康复训练的相关文献	教师课前通过"学习通"发布肺功能康复训练的相关文献，让学生自行阅读并进行情景模拟。课上选取小组演示护士如何指导病人进行康复训练，其余小组进行点评。引导学生树立以人为本的思想，在临床工作中体现人文关怀	3.1 人文素养	作品设计（10）： 设计指导肺癌术后功能锻炼的视频，按照作品（见表7-4）进行评分，重点考查学生的人文素养
	泌尿系统损伤病人的临床表现	严谨认真	问题：泌尿系统损伤的相同表现是什么？如何区分？ 案例：泌尿系统损伤病人病史资料	教师讲解临床表现时提出问题，小组进行讨论分析，小组代表汇报。教师展示不同损伤的案例，让学生根据病史资料进行正确的护理评估，检查学生的临床实践能力，培养学生严谨认真的态度	3.3 科学素养	小组讨论（18）： 围绕案例展开小组讨论，小组代表汇报，根据小组讨论评分表（见表7-3）进行评分，重点考查学生对泌尿系损伤病人临床表现的掌握，培养严谨认真的态度
	膀胱冲洗护理技术	创新能力	材料：膀胱冲洗护理技术的相关文献、图片	教师课前通过"学习通"发布膀胱冲洗护理技术的相关文献。课上讲解时为学生展示目前临床应用的多种冲洗器的图片，并介绍相关技术。通过介绍，培养学生的创新能力	2.3 时代追求	作品设计（11）： 设计膀胱冲洗护理技术流程图，按照作品设计评分表（见表7-4）进行评分，重点考查学生的创新能力

续表

课程章节（模块）	课程内容	课程思政元素	教学素材	教学实施建议	支撑专业课程思政二级指标	考核评价
模块三：外科专科	骨折病人的急救方法	严谨求实 爱岗敬业	材料：电视剧《外科风云》中骨折病人抢救片段	教师课堂讲解骨折急救时，通过分享电视剧《外科风云》中骨折病人抢救片段，体现护理人员在配合医生进行抢救工作时的责任心、协作精神，强化学生严谨求实的科学精神，高度的责任心	2.4 社会责任 3.3 科学素养	课后作业（7）：结合视频撰写不少于500字的作业，根据课后作业评分表（见表7-5）进行评分。重点考查学生的急救技能、慎独精神、社会责任感
	骨折病人的处理	爱伤观念	材料："不同场景下骨折处理方法"的视频	通过带领学生在课中观看不同场景下骨折人的处理方法，指引学生去感受病人的疼痛，引发共鸣，具有爱伤观念	5.2 医德医风	小组讨论（19）：结合视频展开小组讨论，小组代表汇报，根据小组讨论评分表（见表7-3）进行评分，重点考查学生对骨折处理方法的正确认识和为病人服务的精神
	骨折病人的功能康复	热爱护理	材料："骨折康复保健操"视频	通过引导学生观看"骨折康复保健操"视频，分析保健操中存在的问题，同时，让学生改进保健操的不当之处，帮助学生明白"三分治疗、七分护理"的道理，增强学生热爱护理的使命感	1.2 理想信念	小组讨论（20）：结合视频展开小组讨论，小组代表汇报，根据小组讨论评分表（见表7-3）进行评分，重点考查学生热爱护理的使命感

五、考核评价

根据"外科护理学"课程思政教学实施路径中考核评价栏目规定的考核方式，过程性评价与终结性评价相结合，采用多元化考核评价方式，注重学生思想动态变化。

（一）过程性评价

1. 评价形式

评价形式（数量及占比）如表 7-2 所示。

表 7-2   评价形式表

评价形式	小组讨论	作品设计	课后作业	课堂测验
数量	20	11	7	9
占比	42.6%	23.4%	14.9%	19.1%

2. 评价标准

小组讨论，小组代表汇报。本课程过程性评价中，小组讨论共 20 个。组内学生自评占 20%，学生互评占 30%；全体学生评价小组代表汇报情况占 20%；教师评价小组代表汇报情况占 30%。小组代表汇报成绩作为小组成员成绩。适用于所有小组讨论。

表 7-3   小组讨论评分表

项目	主题突出	思路清晰	价值正向	领悟深刻	备注
权重	0.3	0.2	0.3	0.2	

作品设计。本课程过程性评价中，作品设计共 11 个，每件作品满分 100 分。评分方式为：组内学生评价占 30%；全体学生评价占 30%；教师评价占 40%。作品设计评分要点见作品设计评分表，适用于所有作品设计。

表 7 - 4　　　　　　　　　　　　作品设计评分表

项目	理念新颖	元素丰富	作品完整	价值正向	备注
权重	0.2	0.3	0.2	0.3	

　　课后作业。本课程过程性评价中，课后作业共 7 个，课后作业根据学生完成情况由住课教师综合评定，采用百分制赋分。

表 7 - 5　　　　　　　　　　　　课后作业评分表

项目	作业完成	知识掌握	知识运用	价值领悟	备注
权重	0.2	0.3	0.2	0.3	

　　课堂测验。本课程过程性评价中，课堂测验共 9 个，通过"学习通"记录学生成绩。课堂测验题包括专业知识测试题和开放型测试题，专业知识测试题中客观题由"学习通"自动评判，主观题和开放型试题由教师评价，考查学生的作答是否包含情感、思想健康，符合题意；是否有深刻、丰富的内涵；是否有创新，开放型试题旨在激发学生自我表达能力和想象力，培养创新型人才。

表 7 - 6　　　　　　　　　　　　课堂测验评分表

项目	测验完成	知识掌握	知识运用	价值正向	备注
权重	0.2	0.2	0.3	0.3	

（二）终结性评价

　　本课程采取闭卷考试的终结性考核方式。考核内容既要考查学生专业知识掌握和综合应用情况，又要考查学生慎独自律、严谨细致的精神和敬畏生命、人文情怀、精益求精的意识。

第八章

"妇科护理学"课程思政教学设计

一、课程基本情况

"妇科护理学"是助产学的一门专业核心课程。是研究女性在非孕状态下生殖系统的生理病理及其相关的病因、机制以及心理—社会方面的行为反应，运用护理程序对其现存的和潜在的健康问题实施整体护理的一门综合应用性课程，共 32 学时，2 学分，其中理论 24 学时，实训 8 学时。

通过本课程的学习，帮助学生掌握妇科护理学的基本理论，基本知识和基本技能，为病人提供缓解病情，促进康复的护理帮助；为女性提供自我保健知识，预防疾病并维持健康状态等。使学生初步具备在临床实践中要针对个体差异提供个性化整体护理的能力，能够运用所需所学护理程序的知识，科学管理的方法，为护理对象提供高质量的护理服务，为从事临床助产、护理工作奠定基础。

二、课程思政目标

本课程围绕助产学专业育人目标，结合课程特点，注重知识传授、能力培养与价值塑造的统一，在思政教育上要达到以下目标：

（1）结合妇女保健现状和宫颈癌筛查等内容，了解基本国情，引导学生拥护中国共产党的领导，认同中华民族文化、认同中国特色社会主义道路，培养学生对国家社会的认同感和参与国家妇女健康事业的责任感、使命感。

（2）结合宫颈癌疫苗、不孕症发展史等内容，引导学生树立正确的人生观、价值观，培养学生"大爱无疆、尚德精术"的护理理念，追求无私奉献、奋勇争先的职业精神，强化为妇女健康事业献身的责任感和甘于奉献、乐于奉献的家国情怀。

（3）结合卵巢肿瘤治疗、妊娠滋养细胞肿瘤护理等内容，使学生深刻领悟妇产科护理中蕴含的科学精神、人文情怀、审美修养，树立在护理实践中严谨求实的科学态度、生命至上的人文情怀、珍爱生命的心理素养、无私无畏的医者仁心。

（4）结合人工流产过程，使学生具备基本的规则意识，在掌握妇产科护理学基本知识、技能的同时，能够依据法律作为专业领域判断是非、处理实务的准绳。

（5）结合绝经综合征的护理、子宫内膜癌患者的护理等内容，使学生能够传承"大医精诚、厚德仁爱"的道德追求，慎独操守、感恩父母，做人民健康的守护者。

三、课程内容与思政元素

（一）模块一：女性生殖系统炎症

1. 妇产科学及妇产科护理学发展史

我国妇产科学源远流长，在古代，护理学是医学的一个组成部分，妇科学和产科学是作为一个整体不断发展的。公元前 1300～1200 年，在以甲骨文撰写的卜辞中就有王妃分娩时染疾的记载；2000 多年前诞生的中医古典巨著《黄帝内经》，该书的《素问》篇中详述了女子成长发育、衰老、月经疾病、妊娠的诊断和疾病治疗的许多解释，这些妇产科知识对后人颇有重要启示。后汉张仲景（约公元 150～154 年至约公元 215～219 年）《金匮要略》记载妇人妊娠病、产后病、妇人杂脉症并治三篇，对于经、带、胎、产四大症的理论和治疗均有记载。隋朝，巢元芳（公元 610 年）著有《诸病源候论》，唐代孙思邈（公元 581～682 年）《千金要方》中《妇人方》，公元 8 世纪中叶昝殷所著的《经效产宝》、陈自明（1237 年）著《妇人大全良方》从多方面描述和记录了产科和妇科的各种疾病。这些专著蕴含了中华民族灿烂文化及古人敢为人先的创新精神，通过此内容，使学生产生强烈的民族自豪感，培养学生的民族精神。

2. 宫颈炎的中医治疗方法

中医是我国的国粹，在治疗宫颈炎时，有其自身独特的方法。宫颈炎是因为湿热之邪感染下焦，侵注带脉，有黄带增多，所以需要针对性地活血化瘀，清热解毒，促进宫颈部位的血液循环，使炎症消失，受损糜烂的部位逐渐修复。常采用中药保妇康治疗，行气破瘀，生肌止痛。用于湿热瘀滞所致的带下病。该中医疗法蕴含着中国优秀传统文化，通过本部分的内容，培养学生对中国传统文化的认同。

（二）模块二：女性生殖内分泌疾病病人的护理

1. 异常子宫出血类型

异常子宫出血的类型是根据原因不同分型的，根据患者临床表现及辅助检查可以判断出异常子宫出血类型，根据类型找到致病原因，从而采取针对性的治疗措施。异常子宫出血的类型判断是学生必须要掌握的重点，分析该病的发生机制与临床表现需要学生进行探究性学习，通过该部分内容，锻炼学生评判性思维能力，增强其科学素养。

2. 痛经病因

痛经是妇科最常见的症状之一，其发病原因主要与月经时子宫内膜前列腺素含量增高或失衡有关，同时还受精神、神经因素影响。探究痛经发生的原因，可减少痛经的发作，作为助产的学生有义务去寻找根源，关注自身和他人健康，用专业的知识和科学严谨的态度探究问题，通过该部分内容，培养学生科学严谨的态度和服务社会的决心。

3. 痛经预防

痛经可引起严重的下腹坠痛、腰酸或合并其他不适，严重者可影响生活和学习质量，因此预防痛经发作十分重要。针对痛经问题可以通过加强女性月经保健工作来进行预防，例如，经期前减少凉性食品的摄入，减少剧烈运动等，时刻保持心情舒畅等。依据健康中国行动计划要求全民健康人人参与、人人尽力，人人享有原则，助产学生更加需要学习相关保健知识，用恰当的方式进行科学宣传，减少痛经的发生，通过该部分内容，培养其健康意识和艺术表现力。

4. 绝经综合征的护理

绝经综合征是由卵巢功能衰退，体内性激素减少引起的，主要表现为月经周期紊乱、失眠多梦、潮热出汗、心慌、心悸，容易激动，喜欢生气，轻度的可以通过自身调整，症状严重需要在医生指导下用药调理。绝经综合征的人群与学生母亲的年龄相近，激励学生更要掌握好该部分内容，可以通过科学的护理减轻母亲的不适。通过该内容，培养学生感恩意识。

（三）模块三：妊娠滋养细胞疾病病人护理

1. 葡萄胎的护理

葡萄胎清宫后有一定的恶变率，对于年龄大于 40 岁、刮宫前 hCG 值异常升高、刮宫后 hCG 值不进行下降、子宫比相应的妊娠月份明显大或短期内迅速增大、黄素化囊肿直径 >6cm、滋养细胞高度增生或伴有不典型增生、出现可疑的转移灶或无条件随访的病人可采用预防性化疗，并进行定期随访。判断病人有没有发生恶变，需根据以上条件进行综合判断。通过本部分内容，有助于锻炼学生的评判性思维能力，培养学生的评判性思维。

2. 妊娠滋养细胞肿瘤的护理

妊娠滋养细胞肿瘤的临床表现相似，治疗、护理等的措施也相同，但病理表现不同，通过绘制思维导图可以帮助学生全面掌握该部分知识。通过思维导图的绘制使学生系统巩固知识，培养学生的专业知识，另一方面通过分享，培养学生的审美修养。

（四）模块四：腹部手术病人护理

1. 妇科肿瘤概述

妇科肿瘤种类繁多，常见有外阴肿瘤、阴道肿瘤、子宫肿瘤、卵巢肿瘤和输卵管肿瘤。目前，先进科技和现代医学的发展为妇科肿瘤患者带来了希望和益处。内镜手术的实用越来越广泛，尤其在卵巢癌、宫颈癌和宫体癌的诊断和治疗方面，虽然不能根本改变生存结局，但可能带来更佳的手术分期、更合理的治疗方案，减少手术并发症，改善生命质量。这些成就离不开妇科先辈们努力打下的基础，他们在艰苦的环境中无惧险阻，坚持不懈，创造了一个又一个妇科肿瘤治疗的奇迹。通过该内容，培养学生爱岗、敬岗、勇于奉献的精神和坚定以病人为中心的舍己精神。

2. HPV 感染的治疗

HPV 感染的治疗，中医临床医家多以"带下病"论治，治法繁多，具有改善中医证候，提高转阴率，降低病毒载量等临床疗效，药理学研究亦显示中药具有调节机体免疫，调控基因表达，诱导细胞凋亡等作用机制，这是中医中药治疗 HPV 感染的独特优越性。通过本部分内容，引导学生产生民族自豪感，培养学生文化自信。

3. 卵巢肿瘤治疗

卵巢良性肿瘤采用手术治疗，卵巢恶性肿瘤，例如卵巢上皮癌就诊时已为晚期，故多采用手术联合化疗方法进行治疗，对于放射线敏感的肿瘤还进行放疗治疗。近年来，基因治疗成为卵巢肿瘤治疗的新方向，但目前还处于临床试验阶段，想要提高卵巢肿瘤治疗效果还需不断攀登、探索，才有可能为病人提供更多技术和方案，挽救更多病人。通过本部分内容，引导学生养成勇于创新、奋勇争先的品质，培养学生树立为中国护理事业献身的时代精神。

4. 宫颈癌筛查

目前宫颈癌被认为是可预防的癌症。通过筛查和对癌前病变及时有效的治疗可以预防大部分的宫颈癌。各个国家和地区可根据当地具体情况决定筛查的年龄、频率和方法。根据世界卫生组织（WHO）推荐，30～65 岁的妇女应进行宫颈癌及其癌前病变的筛查。宫颈癌筛查为"三阶梯"筛查，即宫颈细胞学检查 + HPV 检查；阴道镜检查；宫颈活组织检查。我国也已实施农村妇女"两癌"检查项目，在全国范围内（221 个县区）开展农村妇女"两癌"（宫颈癌和乳腺癌）检查。在国家的大力支持下，此项政策顺利实施，全国两癌的发生率和死亡率显著下降。筛查项目的大规模实施体现了中国共产党领导下的社会主义国家对人民的关爱，让大家感到作为中国人的深深幸福感。通过本部分内容，增加学生对国家的热爱之情，培养学生的政治认同。

5. HPV 疫苗

宫颈癌疫苗，又称为 HPV 疫苗，是疫苗的一种，可以防止人乳头状瘤病毒（HPV）感染。而宫颈癌的发生大多由 HPV 病毒感染所致。HPV 疫苗对 9 ~ 45 岁的女性都有预防效果，接种后 5 ~ 8 年内患病率大幅降低①。但宫颈癌疫苗的研发过程非常艰辛，我国科研人员克服种种困难终于研发出上市疫苗，打破了进口疫苗的垄断。通过本部分内容，引导学生学习我国科研人员攻坚克难的精神和民族自豪感，培养学生坚韧的品质和民族精神。

6. 宫颈癌的预防

宫颈癌的预防目前国内采取三级预防策略，一级预防主要针对宫颈癌的病因进行预防；二级预防为宫颈癌筛查；三级预防主要通过宫颈细胞学和 HPV 检测筛查来发现高危人群。其中二级预防，是国内预防宫颈癌的主要方式。人类乳头瘤病毒感染是宫颈癌最主要的危险因素，定期到院进行规范细胞学及 HPV 的检测，及早发现早期宫颈癌病变，采取相应的治疗措施，有效预防宫颈癌的发生；接种疫苗属于一级预防，但国内应用并不普遍。提高适龄女性宫颈癌疫苗的接种率是宫颈癌预防的重要环节，作为护理学生应该掌握宫颈癌预防及健康宣教内容，积极参与疫苗接种的宣传中。通过本部分内容，加深学生妇幼健康服务意识，培养学生守护全民健康的责任感。

7. 饮食护理

饮食可以预防妇科疾病的发生，如减少外源性雌激素摄取（黄豆），可以预防子宫肌瘤；叶酸可以有效预防和降低宫颈癌的发生；食用高钙食品预防卵巢癌等。因此在护理过程中要注重饮食护理，帮助病人进行合理的膳食搭配，减少疾病发生。引导学生学习合理膳食相关内容，并在护理过程中推进健康饮食文化建设，为健康中国塑造自主自律的健康行为贡献力量，培养学生科学系统的思维模式和全局观念，提升奉献社会的职业责任感、使命感。

8. 子宫内膜癌病人的治疗

子宫内膜癌首选的治疗方法是手术治疗，通过手术切除病灶，同时进行手术 – 病理分期。根据病情选择手术方案，如全子宫切除术及双侧附件切除术；或行广泛子宫切除术及双侧附件切除术，同时行盆腔及腹主动脉旁淋巴结清扫术；或肿瘤细胞减灭手术等。对于有生育要求的病人可以实施"保子宫"的切瘤手术，之后密切随访。若复查时发现肿瘤复发，可再次手术，

---

① HPV 疫苗预防效果再出新证 [J]. 江苏卫生保健, 2019（10）: 22.

扩大切除范围，但保留病人生育功能，如果妊娠成功则需要医护人员不离不弃地精心护航直指分娩。通过本部分内容，引导学生全心全意为护理对象健康服务，体会母亲的伟大，培养医者仁心和家庭美德。

9. 妊娠合并卵巢肿瘤病人的护理

妊娠合并卵巢肿瘤的病人比较常见，其危害性较非孕期大，恶性肿瘤者很少妊娠。合并良性肿瘤者：早孕者可等待孕 12 周后手术，以免引起流产；妊娠晚期发现肿瘤者可等待至妊娠足月行剖宫产术，同时切除卵巢。合并恶性肿瘤者：诊断或考虑为恶性肿瘤者，应及早手术并终止妊娠。医务人员应该掌握扎实的理论基础，给予病人科学严谨的建议，同时也应体谅病人犹豫不决的心理。通过本部分内容，培养学生严谨求实、精益求精的科学素养和关心病人的人文素养。

（五）模块五：妇女保健

1. 妇女保健发展

妇女保健学是一门以维护和促进妇女健康为目的的科学。它以群体为服务和研究对象，以预防为主，密切结合临床。一个国家的妇女保健水平，是与该国妇女的政治、经济、社会地位紧密相连的。国家卫生健康委员会发布了《中国妇幼健康事业发展报告（2019）》[①]，《报告》显示，孕产妇死亡率也由新中国成立前的 15‰降至 1990 年的 0.89‰，直至 2018 年的 0.18‰。这些数据的改变离不开中国政府和人民的不懈努力。该材料蕴含着民族自豪和政治认同的元素，通过本部分内容，培养学生热爱祖国、拥护党的领导。

2. 妇女保健现状

妇女健康水平是社会发展和文明的标志。近年来，我国已建立健全各级妇女保健网络，定期开展妇女常见疾病及恶性肿瘤的普查普治工作。我国妇女保健工作虽然取得了显著成绩，特别是在降低孕产妇死亡率方面提前实现了联合国千年发展目标，但仍需进一步完善，也将面临新的挑战。例如：随着我国人均期望寿命延长，老年妇女数量增长，其保健问题日益突出；许多年龄超过 35 岁、剖宫产术后的妇女面临再生育问题。为进一步促进妇女保

---

① 中国妇幼健康事业发展报告（2019）（一）[J]. 中国妇幼卫生杂志，2019，10（5）：1-8.

健工作的开展，国家提出实施健康中国战略，重点加强妇幼健康服务，同时需要广大医务工作者参与，医学生是国家未来健康事业的创造者，应当响应中共十九大报告的号召，努力学习，关爱孕产妇，为保障人民的健康而努力奋斗。通过该知识，培养学生爱国情怀和使命担当。

（六）模块六：不孕症妇女的护理

1. 不孕症发展史

不孕症虽然不是致命性疾病，但已经成为影响男女双方身心健康的医学和社会问题。在不孕症的发展史上有一位关键人物试管婴儿之母——张丽珠。张丽珠教授从医从教60余年，始终把祖国和人民放在第一位，主动肩负起历史重任，创造了无愧于时代、无愧于人民、无愧于历史的光荣业绩。北医三院妇产科作为国家妇产疾病临床研究中心，更是有责任和义务，在为广大疑难不孕病人提供优质辅助生育技术治疗不孕不育，努力阻断出生缺陷发生的同时，进一步加强我国健康生育相关领域的源头创新，推动生殖医学基础研究到辅助生殖技术转化，推进妇产领域跨学科交叉融合协同发展，勇挑重担，全方位、全周期维护和保障人民健康，为妇产生殖领域再铸丰碑。引导学生学习张教授爱岗敬业、乐于奉献的职业道德和对工作中遇到的难题孜孜不倦、攀登科学高峰的精神。通过本部分内容，培养学生乐于奉献的职业精神和奋勇争先的时代精神。

2. 辅助生殖技术

辅助生殖技术指采用医疗辅助手段使不育夫妇妊娠的技术，包括人工授精和体外受精——胚胎移植及其衍生技术两大类。辅助生殖技术的发展需要进行多学科合作，与国际合作，与政府行政部门合作，积极探索适合中国国情的辅助生殖技术发展道路，为中国乃至全世界生殖医学事业的发展做出我们应有的贡献。通过该部分内容，引导学生树立为人类健康服务的远大理想，激发学生职业责任感。

（七）模块七：计划生育妇女的护理

1. 常用的避孕方法

避孕不仅可以达到节育的目的，合理应用避孕技术还能阻隔疾病的性传播，避孕也是全面性教育的重要内容之一。避孕的方法有如下几种：宫内节育器、口服避孕药物、紧急避孕措施，还有外用避孕措施，如阴茎套、阴道套、外用杀精剂和安全期避孕等。但所有的避孕措施均不能百分百地达到避孕目的，如果发生"意外"会给女性造成很大的伤害。通过该内容，引导学生正确处理恋爱关系，自尊自爱，培养学生的自我保护意识。

2. 终止妊娠的方法

各种避孕措施和绝育术，均有一定的失败率，避孕失败且不愿生育者、患有遗传性疾病或其他严重疾病不宜继续妊娠者、检查发现胚胎异常者，需要终止妊娠。护士应协助妇女及早发现并及时采取适宜的避孕失败补救措施。终止妊娠的方法有很多，学生查找终止妊娠的新理念、新技能进行分享，通过分享，可以让学生了解国内外终止妊娠方法的发展现状，增强学生创新意识和创新信念。

3. 人工流产过程

人工流产手术是通过器械人为终止妊娠的方法。首先要进行术前检查，超声检查明确妊娠囊符合手术大小。分泌物检查，排除阴道炎症。血常规、凝血、传染病学检查。无痛人流还需要心电图检查。术前阴道消毒，然后术者进行双合诊，检查子宫位置、大小和方向。探针探查宫腔，确定子宫角度和深度。根据孕囊大小以及宫颈条件选择适合的吸引头，在负压吸引器的作用下吸出孕囊以及蜕膜组织并检查是否存在绒毛。掌握了人工流产术，要用在正常行医过程中，不可利用手中的技术参与"非法堕胎"。通过该部分内容，引导学生绝不参与违法行医行为，不以医谋私，为维护国家的长期均衡发展和社会的长治久安贡献一份力量，培养学生法治思维。

4. 人工流产注意事项

人工流产术需通过 B 超检查排除宫外孕后方可实施。如果没有 B 超检查直接进行人工流产术，可能使患者因异位妊娠流产或破裂导致腹腔大出血，若抢救不及时，病人性命堪忧。另外不同妊娠周数的病人选择人工流产的技术不同，一般负压吸引术适用于妊娠 10 周以内者，钳刮术适用于妊娠 10~14 周者，因此，医护人员必须养成严格、谨慎、细致的工作作风，遵守职业规则。通过本部分内容，培养学生良好的科学素养和具有遵守规则的意识。

5. 人工流产术

人工流产技术是妇科的一项基本操作。人工流产的目的是终止妊娠。吸管负压吸引时注意选择吸管及负压大小，吸引前，将吸管末端与消毒橡皮管相连，并连接到负压吸引器橡皮管前端接头上，进行负压吸引试验，无误后，将吸管头部缓慢送入宫底，吸引结束后可捏紧折叠橡皮管、阻断负压后缓慢取出吸管。强调专业的技术可减少术中并发症的发生，减少病人的不适；同时病人在手术时会紧张焦虑，需要护理人员做好人文关怀，有爱心、耐心、责任心的护理病人，稳定其情绪。通过该内容，培养学生养成爱护病人的工作态度。

四、课程思政实施路径

"妇科护理学"课程思政实施路径见表 8 - 1。

表8-1 "妇科护理学"课程思政实施路径

课程章节（模块）	课程内容	课程思政元素	教学素材	教学实施建议	支撑专业课程思政二级指标	考核评价
模块一：女性生殖系统疾症	妇产科学及妇产科护理学发展史	民族自豪	材料：《黄帝内经》《千金要方》《经效产宝》等	采用小组讨论的方法，组织学生围绕我国妇产科学发展过程中出现的多部中医妇产科专著，讨论这些专著在当时世界所处的水平，对人们的贡献及对我们目前妇产科护理学的影响，通过讨论，让学生体会这些专著中蕴含的中华民族灿烂文化，使学生产生产生强烈的民族自豪感，培养学生的民族精神	2.2 民族精神	小组讨论（1）：围绕妇产科的发展历史开展小组讨论（汇报，组长汇报）评分表，根据小组讨论（汇报）评分表，根据课后作业评分表（见表8-3）进行评分，重点考查学生家国情怀
	宫颈炎的中医治疗方法	中国优秀传统文化	材料：宫颈炎的中医治疗方法	采用项目驱动，小组合作的方法，通过观看视频，各学习小组选取不同的中医治疗方法，比如"穴位治疗""中药坐浴"等方法，查阅相关资料，在班级进行重点展示。通过小组在班级分享和分享中医中药的疗效，增强学生的文化自信，提升学生的文化素养	1.3 文化自信	课后作业（1）：以宫颈炎的中医治疗方法为题撰写论文（见表8-6）作业评价表，进行评价，重点考查学生对案例中医治疗的理解，增强学生的文化自信，培养学生的家国情怀
模块二：女性生殖内分泌疾病病人的护理	异常子宫出血类型	评判性思维	案例：异常子宫出血	通过案例分析判断哪些护理评估内容来获取判断异常子宫出血类型的异常子宫出血是如何导致的？不同类型进行护理评估及根据评估内容判断出血类型，根据护理评估表及根据性腺轴的调节机制诱导学习探究对异常子宫出血原因。加强学生探究学习能力及评判性思维能力，增强其职业认同感	3.3 科学素养	小组讨论（2）：采用翻转课堂，学生以小组为单位组长汇报学习成果，根据小组评分表（见表8-3）进行评分，重点考查学生对异常子宫出血的认知和评判性思维能力

续表

课程章节（模块）	课程内容	课程思政元素	教学素材	教学实施建议	支撑专业课程思政二级指标	考核评价
模块二：女性生殖内分泌疾病病人的护理	痛经病因	科学严谨 服务人民	材料：课前任务——在校女大学生痛经现状调查	采用小组合作的方式，组织学生用科学的方法进行在校女大学生痛经现状及影响因素调查，探究痛经病因，培养学生良好的科学素养；各组组长课上汇报在校女大学生痛经现状及原因，采用小组讨论的方式组织护理学生应该做哪些力所能及的事情？引导学生关注自身和他人健康，培养社会责任感	2.4 社会责任 3.3 科学素养	课堂测验（1）：在"学习通"布置课堂评价，根据课堂测验（见表8-5）进行评价，专业知识测试题考查痛经病因的重点掌握程度，开放型测试题重点考查学生的科学素养和时代追求
	痛经预防	全民健康意识 艺术表现力	材料：痛经预防画报赏析	通过分组任务，各个小组课前完成痛经预防的画报，并在课堂上进行展示。通过画报展示，激发学生的全民健康意识，全民健康人人参与，人人尽力，培养学生艺术表现力	2.1 人生价值 3.2 审美修养	作品设计（1）：围绕痛经预防设计宣传画报，按照作品评价标准（见表8-4）进行评价，重点考查学生对画报的掌握程度和全民健康意识及审美修养
	绝经综合征的护理	感恩父母	材料：感恩母亲 关心母亲活动	借助母亲节感恩活动，给学生布置任务：结合绝经综合征的"感恩母亲送健康"活动，要求活动主题是绝经期综合征的护理，活动形式自行设计，最终呈现在课堂上。通过让人参与活动，激发学生的感恩意识	5.3 家庭美德	作品设计（2）：围绕绝经综合征布置母亲节感恩活动设计，按照作品评价标准（见表8-4）进行评价，重点考查学生对围绕绝经综合征综合的掌握程度和感恩意识

续表

课程章节（模块）	课程内容	课程思政元素	教学素材	教学实施建议	支撑专业课程思政二级指标	考核评价
模块三：妊娠滋养细胞疾病人护理	葡萄胎的护理	评判性思维	案例：葡萄胎清宫术后阴道流血案例	通过小组案例讨论分析，成果汇报，分享收获，小组设置主持人、记录人和发言人等，保证每个学生都能参与活动，培养学生评判性思维	3.3 科学素养	小组讨论（3）：采用翻转课堂，学生课上对案例讨论，随机选取一人汇报，根据小组讨论评分表（见表8－3）评分，考查学生对葡萄胎的护理的认识及评判性思维
	妊娠滋养细胞肿瘤人护理	科学思维 审美意识	材料：妊娠滋养细胞肿瘤	通过课前任务：绘制妊娠滋养细胞肿瘤思维导图，课堂上进行分析，一方面通过思维导图的绘制使学生系统巩固知识，培养学生的科学素养；另一方面通过分享，培养学生的审美意识	2.3 时代追求 3.2 审美修养	课后作业（2）：绘制妊娠滋养细胞肿瘤思维导图，使学生系统巩固知识，根据课后作业评价表（见表8－6）进行评价，重点考查学生的科学思维及审美素养的体现
模块四：腹部手术病人护理	妇科肿瘤概述	爱岗敬业 舍己奉献	材料：林巧稚生平简介及对妇科肿瘤的贡献	采用视频观看和小组讨论的方法，通过对林巧稚先辈光荣事迹的学习，引导学生讨论榜样的力量，学习先辈们爱岗敬业勇于奉献的精神，坚定以病人为中心的舍己精神。让学生感受典范人物的事迹，激发学生对舍己精神以及职业道德、爱岗敬业	3.4 心理修养 3.5 医者仁心	小组讨论（4）：根据视频和案例，学生课上讨论，随机选取一人汇报（见表8－3）评分，考查学生对舍己精神以及思想的认识及职业道德、敬业精神的体现

续表

课程章节（模块）	课程内容	课程思政元素	教学素材	教学实施建议	支撑专业课程思政二级指标	考核评价
模块四：腹部手术病人护理	HPV 感染的治疗	民族自豪感	案例：中药治疗HPV感染	采用案例分析，分组讨论的方法，在讲授HPV感染治疗的同时，引入中药治疗HPV感染的疗效，让学生意识到中医中药的优越性，产生民族自豪感，培养学生家国情怀	2.2 民族精神	小组讨论（5）：根据案例，学生课上进行讨论，随机选取一人汇报，根据小组讨论评分表（见表 8-3）评分，考查学生对中医中药优越性的认识及国家情怀的体现
	卵巢肿瘤治疗	勇于献身	案例：吴令英，正气写人生	采用小组讨论的方法，通过吴令英担当转医路，正气写人生的事迹。引导学生学习吴教授求真务实，勇于创新，奋勇争先的品质，培养学生树立为中国护理事业献身的时代精神	2.3 时代追求	小组讨论（6）：根据视频和案例，学生课上进行讨论，随机选取一人汇报，根据小组讨论评分表（见表 8-3）进行评分，考查学生对奋勇争先的态度，培养学生时代精神
	宫颈癌筛查	热爱国家政治认同	材料：国家从2009年开始实施农村妇女"两癌"检查项目①	由开展农村妇女"两癌"（宫颈癌和乳腺癌）检查的材料引入，在国家和政府的大力支持下，此项政策顺利实施，全国两癌的发生率和死亡率显著下降。充分体现了中国共产党领导下的社会主义国家对人民的关爱。让大家感到作为中国人的深深幸福感，充满对国家的热爱之情	1.1 党的领导	课后作业（3）：撰写不少于500字的自我体会。根据课后作业评价表（见表 8-6）进行评价，重点考查学生热爱祖国

185

续表

课程章节（模块）	课程内容	课程思政元素	教学素材	教学实施建议	支撑专业课程思政二级指标	考核评价
模块四：腹部手术病人护理	HPV疫苗	坚韧品质 民族自豪	材料：宫颈癌与HPV关系；宫颈癌疫苗的研制定价	通过观看视频"宫颈癌与HPV关系"，结合分组讨论，让学生清楚认识到宫颈癌的病因，引导学生自尊自爱，珍惜生命。通过宫颈癌疫苗的研制不断地研发创新，我国经过12月份研制了自己的九价疫苗，打破了国外疫苗的垄断，培养学生的家国情怀	2.2民族精神 5.4个人品德	课后作业（4）：以宫颈癌疫苗的研制为主题，撰写不少于500字的自我体会。根据课后作业（见表8-6）进行评价，重点考查学生的家国情怀和创新精神
	宫颈癌的预防	健康守护	材料：宫颈癌的预防策略	通过对宫颈癌预防策略文献资料的分析，引导学生形成为了人类健康不断探索创新的意识。通过南丁格尔志愿活动及宫颈癌预防筛查活动，进行宫颈癌预防健康宣讲，激发学生的全民健康服务意识，尤其是妇幼健康服务意识，激发学生的社会责任	2.4社会责任	作品设计（3）：围绕宫颈癌预防及筛查布置健康宣讲活动设计，按照作品评价标准（见表8-4）进行评分，重点考查学生对宫颈癌预防的掌握程度和守护全民健康的责任感
	饮食护理	无私奉献	材料：饮食预防妇科疾病	通过视频中饮食合理膳食预防妇产科疾病为例，引导学生进行合理膳食，推进健康饮食文化建设，为健康中国塑造自主自律的健康行为贡献力量	2.3时代追求 2.4社会责任	课后作业（5）：以饮食预防妇科疾病为主题，撰写不少于500字的合理膳食对女性的作用（见表8-6）进行评价，重点考查健康饮食中的积极行为

续表

课程章节（模块）	课程内容	课程思政元素	教学素材	教学实施建议	支撑专业课程思政二级指标	考核评价
模块四：腹部手术病人护理	子宫内膜癌病人的治疗	服务患者 孝敬父母	案例：子宫内膜癌病人2次成功生子	通过视频，引导学生勇于探索，为了人类健康永不止步，同时要体谅父母的不易，要尊老爱幼、孝敬父母	3.5 医者仁心 5.3 家庭美德	小组讨论（7）：根据视频，学生课上进行讨论，随机选取一人汇报，根据小组讨论评分表（见表8-3）进行评分，考查学生医者仁心和家庭美德的体现
	妊娠合并卵巢肿瘤病人随访	人文关怀 严谨求实	案例：妊娠合并卵巢肿瘤病人选择	通过小组讨论分析妊娠合并卵巢肿瘤病人的选择是终止妊娠还是继续同题，以及体会关心病人、落实人文关怀，同时引导学生要关心病人、落实人文关怀，帮助病人做出正确的选择	3.1 人文素养 3.3 科学素养	小组讨论（8）：根据案例，学生课上进行讨论，随机选取一人汇报，根据小组讨论评分表（见表8-3）进行评分，考查学生人文素养、工匠精神的体现
模块五：妇女保健	妇女保健发展	民族自豪感 热爱祖国	材料：新中国成立后国家政策一系列的政府制定一如《中国妇女发展纲要》《妇女权益保障法》等	采用案例分析，小组讨论的方法，让学生分析建国前后妇产科学的发展变化，妇女的权益和女性健康得到明显提升，孕产妇死亡率也由新中国成立前的15‰降至1990年的0.89‰，直至2018年的0.18‰。由于国家政策制度的建立使中国妇女生产有了质的飞跃，使学生产生共情，培养学生的民族自豪感和爱国主义精神	1.1 党的领导 2.2 民族精神	小组讨论（9）：根据案例，学生课上进行讨论，随机选取一人汇报，根据小组讨论评分表（见表8-3）进行评分，考查学生国家情怀的体现

续表

课程章节（模块）	课程内容	课程思政元素	教学素材	教学实施建议	支撑专业课程思政二级指标	考核评价
模块五：妇女保健	妇女保健现状	爱国情怀 使命担当	材料：党的十九大提出实施健康中国战略	党的十九大提出实施健康中国战略，要加大民生保障力度，基本公共卫生服务要提质增效，加大防病力度，重点要加强妇幼健康事业的创造者，应当响应中共十九大报告的号召，努力学习，关爱孕产妇，为保障人民的健康而努力奋斗	1.1 党的领导 1.2 理想信念	小组讨论（10）：根据案例，随机选取一人汇报讨论，学生课上进行讨论，根据小组讨论评分表（见表8-3）进行评分，考查学生爱国情怀和使命担当
模块六：不孕症妇女的护理	不孕症发展史	乐于奉献 奋争勇先	材料：试管婴儿之母——张丽珠	采用视频观看和小组讨论的方法，通过对试管婴儿之母——张丽珠光荣事迹的学习，引导学生讨论如何在平凡岗位上创造奇迹，学习先辈爱岗敬业，培养学生爱岗敬业，对工作中遇到的难题改改不倦地探索，培养学生乐于奉献攀登科学高峰的精神，培养学生奋争勇先的时代精神	2.3 时代追求 5.4 个人品德	小组讨论（11）：根据案例，学生课上进行讨论，随机选取一人汇报讨论，根据小组讨论评分表（见表8-3）进行评分，考查学生乐于奉献的职业精神和奋争勇先的时代精神
	辅助生殖技术	服务社会	材料：人工授精动画视频	通过视频让学生了解人工授精是如何完成的。查找存在的问题，引导学生树立为人类健康服务的远大理想，激发学生职业责任感	2.4 社会责任 3.3 科学素养	课后作业（6）：以先进的辅助生殖技术为题撰写论文课后作业，根据课后作业评价表（见表8-6）进行评价，重点考查学生的社会责任感和科学素养

课程章节（模块）	课程内容	课程思政元素	教学素材	教学实施建议	支撑专业课程思政二级指标	考核评价
模块七：计划生育妇女的护理	常用的避孕方法	自尊自爱	材料：某电影选片段	通过播放某电影节选片段，引导学生边看视频边思考问题：片中男女主角恋爱时发生了什么"意外"？导致"意外"的主要原因是什么？结果如何？他们是如何处理"意外"的？结果如何？这给其中的女主人公造成了哪些伤害？通过思考问题引起学习的兴趣。重要的是让学生应认识到：育龄妇女避孕的重要性；大学生应正确处理恋爱关系，懂分寸，应具备强烈的自我保护意识，以免给自己或她（他）人造成身心伤害	3.4 心理修养	小组讨论（12）：根据案例，学生课上进行讨论，随机选取一人汇报，根据小组讨论评分表（见表8-3）进行评分，考查学生自我保护意识
	终止妊娠的方法	专业热情	案例：终止妊娠	采用任务驱动的方法，学生以终止妊娠的方法最新研究进展为题撰写论文作业，学习终止妊娠的方法，查找终止妊娠文献，让学生了解国内外终止妊娠的新理念、新技能，引导学生了解终止妊娠方法的发展现状，增强学生创新意识和创新理念	1.4 国际视野	课后作业（7）：以终止妊娠为题进行课后作业，根据课后作业评价表（见表8-6）进行评价，重点考查学生对新理念、新技能的了解情况

续表

课程章节（模块）	课程内容	课程思政元素	教学素材	教学实施建议	支撑专业课程思政二级指标	考核评价
模块七：计划生育妇女的护理	人工流产过程	遵守法律	材料：人工流产手术过程	采用小组讨论的方法，借助相关视频，讲解人工流产手术过程。组织学生讨论以下问题：什么情况下不可以给患者实施人工流产手术？如何选择人工流产的方法？引导学生绝不参与"非法胎儿制止"引导鉴定及非法堕胎"违法行医行为，不以医谋私，为维护国家的长期均衡发展和社会的长治久安贡献一份力量。培养学生法治思维	4.2 法治思维	小组讨论（13）：根据案例，学生课上进行讨论，随机选取一人汇报，根据小组讨论评分表（见表8-3）进行评分，考查学生的法治意识
	人工流产注意事项	严格、谨慎、细致的工作作风 规则意识	案例：私人诊所人工流产术	采用小组讨论的方法，讲解人工流产注意事项。组织学生讨论导致病人腹腔出血的原因是什么？如何避免再次发生这种情况？让学生体会作为一名医务工作者必须具备严格、谨慎、细致的工作作风，必须遵守职业规则，培养学生科学素养，具有遵守规则的意识	3.3 科学素养 4.3 遵守规则	小组讨论（14）：根据案例，学生课上进行讨论，随机选取一人汇报，根据小组讨论评分表（见表8-3）进行评分，考查学生的法治意识和科学素养
	人工流产术	爱心、耐心、责任心、职业素养	案例：人工流产过程	借助案例，讲解人工流产术，让学生观看教师演示安排学生对有实施人工流产的技术专业，才能尽量减少病人的不适，进行温暖、得体的语言共情，有爱心、耐心、责任心的帮助照顾病人，培养学生爱护病人的工作态度	5.2 医德医风	课后作业（8）：以人工流产操作进行情景背景模拟录制视频，根据课后作业评价表（见表8-6）进行评价，重点考查学生操作过程，培养学生爱护病人的工作态度

注：①中共中央 国务院关于深化医药卫生体制改革的意见［J］. 中华人民共和国卫生部公报，2009（5）：1-10.

五、考核评价

根据"妇科护理学"课程思政教学实施路径中考核评价栏目规定的考核方式，过程性评价与终结性评价相结合，采用多元化考核评价方式，注重学生家国情怀、职业素养、道德修养等评价。

（一）过程性评价

1. 评价形式

评价形式（分类及占比）如表 8-2 所示。

表 8-2 评价形式表

评价形式	小组讨论	作品设计	课堂测验	课后作业
数量	14	3	1	8
占比	60%	10%	10%	20%

2. 评价标准

小组讨论，组长汇报。组内学生自评占 20%，学生互评占 30%；全体学生评价组长汇报情况占 20%；教师评价组长汇报情况占 30%。组长汇报成绩作为小组成员成绩。适用所有小组讨论。

表 8-3 小组讨论评分表

项目	主题突出	思路清晰	价值正向	领悟深刻	备注
权重	0.3	0.1	0.4	0.2	

作品设计。本课程过程性评价中，作品设计共 3 个，每件作品满分 100 分。评分方式为：组内学生评价占 30%；全体学生评价占 30%；教师评价占 40%。适用于所有作品设计。

表8-4 作品设计评分表

项目	理念新颖	元素丰富	作品完整	价值正向	备注
权重	0.1	0.3	0.3	0.3	

课堂测验。本课程过程性评价中，课堂测试共1个，每份课堂作业满分100分，通过"学习通"记录学生成绩。课堂测验题包括专业知识测试题和开放型测试题，专业知识测试题中客观题由"学习通"自动评判，主观题和开放型试题由教师评价，考查学生的作答是否情感、思想健康，符合题意，是否有深刻、丰富的内涵，是否有创新，开放型试题旨在激发学生自我表达能力和想象力，培养服务国家社会的人才。

表8-5 课堂测验评分表

项目	测验完成	知识掌握	知识运用	价值正向	备注
权重	0.2	0.2	0.3	0.3	

课后作业。本课程过程性评价中，课后作业共8个，根据考核内容分为报告式作业，主要考查学生是否能够根据要求查阅资料、内容和材料是否翔实、是否能够将相关专业知识及理论联系，适用于课后作业（1）（2）（3）（4）（5）（8）；论文式作业主要考查学生是否能综合分析问题、条理是否清晰，解决问题的方法是否有创新性，适用于课后作业（6）（7）。课后作业根据学生完成情况由任课教师综合评定，采用百分制赋分。

表8-6 课后作业评分表

项目	作业完成	知识掌握	知识运用	价值领悟	备注
权重	0.3	0.2	0.2	0.3	

（二）终结性评价

本课程采取统一命题、闭卷考试的终结性考核方式。考核内容既要考查学生专业知识掌握和综合应用情况，又要考查学生"敬佑生命、救死扶伤、甘于奉献、大爱无疆"的医者精神的养成情况；文化自信、专业价值观、专业情感的形成情况；护理评判性思维、严谨求实的工作作风、探索创新的价值取向、慎独的专业态度的养成情况；自尊自爱、自我认同、乐观向上、意志坚强、热爱生活、珍爱生命品质的养成情况。

第九章

"急救护理学"课程思政教学设计

一、课程基本情况

"急救护理学"是助产学专业的一门核心课程，是研究院前救护、急诊科救护和危重症病人抢救监护的一门新兴的综合应用性课程，在助产学专业课程体系中起重要的支撑作用。本课程共 32 学时，2 学分。

通过本课程的学习，帮助学生掌握急救护理的基本理论、常用急救护理技术及各种临床常见急危重症的急救护理知识，熟悉急救护理的工作范围与特点，培养学生急危重症护理意识，训练学生掌握常用急救技术，使学生在综合运用各专科知识，处理急危重症病人时，有较强的决断能力、应急处理能力、沟通能力及团队协作能力，为从事临床急危重症护理工作奠定扎实的基础。

二、课程思政目标

本课程围绕助产学专业育人的目标，结合课程特点，注重知识传授、能力培养与价值塑造的统一，在思政教育上要达到以下目标：

（1）结合急救护理学概述、中暑病人的救治与护理等教学内容，引导学生深刻体会在中国共产党领导下的同舟共济、勇于奋斗的精神，强化使命担当，激发爱国情感，将个人理想融入健康中国事业中，为健康中国贡献自己的力量，提高学生政治认同。

（2）结合院外急救概述、心搏骤停等教学内容，引导学生树立救死扶伤的理念，养成发现问题、解决问题的能力及团队合作创新意识，使学生深刻体会到作为护理专业学生应有的社会责任，强化家国情怀。

（3）结合人工呼吸、一氧化碳中毒病人的救治与护理等教学内容，引导学生树立正确的生命观，培养学生严谨求实的科学精神，树立一丝不苟、精益求精的工作态度，提升文化素养。

（4）结合急诊科概述、酒精中毒患者救治与护理等教学内容的学习，教导学生在执业过程中将人民的健康和利益放在首位，培养学生法律意识，使其树立规则意识、敬畏之心，养成法治意识。

（5）结合急救仪器使用、ICU 概述等教学内容，培养学生爱岗敬业的职业精神，培养学生敬佑生命、救死扶伤的急救观念，激发学生慎独工作的精神，引导学生为人民健康无私奉献的社会责任感，内化道德修养。

三、课程内容与思政元素

（一）模块一：总论

急救护理学概述。急救护理学作为护理学的主要组成部分，承担着研究各类急性病、急性创伤、慢性病急性发作及危重症病人抢救与护理等重要学科任务。在我国经历了急诊护理学、急救护理学、急危重症护理学等名称上的不断演变，其研究范畴也得到了极大拓展。急救护理学要求护士能熟练掌握急救知识和技能，能在紧急情况下对患者实施及时、准确的救治和监护，以提高救治的成功率。急救护理工作是一项艰巨而又重要的任务，对护理人员提出了极高的要求。因此，引导学生意识到急救护理学的重要性，增强学生学习意愿，学生的思辨能力，强化使命担当，激发爱国情感，为健康中国贡献自己的力量。

（二）模块二：院外救护

1. 院外急救概述

院外急救主要包含急、危、重伤病员现场的救护、运送与途中监护等环节，其目的是在急危重症患者发病初期给予及时有效的现场抢救，维持患者生命。在院外急救中时间就是生命，急、危、重症患者死于原发病的不到10%，多由于抢救时机的延误，并发症加重而死亡。发病 1 小时内为抢救的黄金时间，在最短的时间里把救护人员和药械送到患者身边是急救成功的关键。据此，教导学生在面对突发疾病或者遭遇意外创伤的病人时，如何利用黄金时间进行救援显得尤为重要。通过此内容，增强学生急救意识，培养学生的死扶伤理念及团队合作意识。

2. 心搏骤停

心搏骤停是临床中最危重的急症，一旦发生可迅速导致死亡。心搏骤停发生后，如果在数分钟内得不到正确抢救，病情将进展至不可逆转的生物学死亡，患者生还希望渺茫。若及时采取有效的复苏措施，仍能挽救生命。护士利用业余时间普及相关急救知识，遇到心搏骤停意外事件，尽自己所能，争分夺秒，挽救生命。通过此内容，使学生深刻体会到作为医学生应有的社会责任感，培养学生的责任意识和博爱奉献精神。

3. 人工呼吸

人工呼吸是用于自主呼吸停止时的一种急救方法。通过徒手或机械装置使空气有节律地进入肺内，然后利用胸廓和肺组织的弹性回缩力，使进入肺内的气体呼出，达到维持呼吸，解除组织缺氧的目的。如此周而复始以代替自主呼吸。人工呼吸方法很多，有口对口吹气法、口对面罩法、仰卧压胸法。但在面对紧急突发状况时，以抢救患者生命为第一准则，常常要求医护人员采用最为方便和有效的口对口吹气式人工呼吸。通过此内容，使学生树立"生命面前，人人平等"的理念，培养学生一视同仁和助人为乐的精神。

4. 院外急救技术

院外急救技术包括止血法、包扎法、固定、搬运法等，是护理学专业学生必须掌握的基本急救技能，是学生进入临床实习的重要基础，同时也是社会普及急救常识的必备技能。作为院外急救护士，应具备全科护理知识，既要具有多种疾病病情观察能力，又要熟练掌握高难度的救护技术，反应敏捷，处置果断。在院外急救中病情判断处置失误、操作不规范、技术不熟练，将直接影响抢救效果，特别是突发急症、年轻患者抢救无效时，家属难于接受，易引起医患纠纷。通过此内容，培养学生科学严谨的职业精神，锐意进取的思想意识及勤劳勇敢的高尚品德。

（三）模块三：急诊救护

1. 急诊科概述

急诊医学科（室）或急诊医学中心是医院中急危重症病人最集中、病种最多、抢救和管理任务最重的科室，是所有急诊病人入院治疗的必经之路，对急、危、重病人实行一站式无中转急救医疗服务，被誉为现代医学的标志和人类生命健康的守护神。急诊护理工作随意性大，与病人接触时间短。因此，要求急救人员迅速及时做出诊断，并实施有效的急诊措施，充分体现"时间就是生命"。急诊科护士需随时保持清醒的头脑，沉着冷静，吃苦耐劳，快速准确地实施抢救方案和护理措施，尊重患者权利，一视同仁，忠实维护患者的利益。通过此内容，使学生体会到急诊科的工作性质和重要性，培养学生"时间就是生命"的急救意识，树立锐意进取的思想意识及勤劳勇敢的高尚品德；教导学生在执业过程中将人民的健康和利益放在首位，培养良好的护理专业素养、严谨科学的工作态度，使其树立规则意识。

2. 溺水病人的救治与护理

溺水是指大量水液被吸入肺内，引起人体缺氧窒息的危急病症，在青少年意外伤害致死的事故中，溺水被称为"头号杀手"。如未进行及时抢救，很容易出现生命危险，甚至死亡。指导学生掌握正确的救护措施，如溺水时尽量使自己口鼻露出水面，第一目击者启动现场紧急救援程序。建议救援溺水者尽量在岸上救援、使用工具救援、组团救援；溺水者搬运到岸上安全环境下，若无心跳呼吸者，遵循开放气道、清理口腔异物、胸外按压、人工呼吸，尽快电除颤的程序，进行心肺复苏术。据此，培养学生始终把人民群众生命安全和身体健康放在首位的社会责任感和家国一体的民族意识显得至关重要。

3. 中暑病人的救治与护理

中暑是在高温的作用下发生体温调节障碍、水电解质平衡失调、心血管和中枢神经系统功能紊乱等为主要临床表现的一组疾病。起病急，病情危重，是一种威胁生命的急症，需及时救治与护理。但根据不同临床分型，中暑的临床表现有所差异。医院急诊科医护人员需要走入社会和社区，增加流动服务项目，为人民群众普及一些基本的急救医疗知识，提高大家的急救意识。通过此内容，培养学生分析归纳问题的能力，提高救护知识普及宣传的社会责任感，深刻体会同舟共济的精神，强化使命担当，引导学生树立健康服务意识，将个人理想融入健康中国事业中。

4. 一氧化碳中毒病人的救治与护理

一氧化碳中毒俗称煤气中毒，是含碳物质燃烧不完全时的产物经呼吸道吸入引起的中毒。导致一氧化碳中毒危险因素主要有燃烧物质使用不当、安全意识低、对一氧化碳中毒认识不到位等。对一氧化碳中毒患者及时采取有效的急救与护理措施，可提高患者的存活率，减少后遗症的发生。不同中毒程度的临床表现和治疗原则也存在差异性，需要护士细致观察、科学判断，为患者提供精准护理服务。通过此内容，培养学生勤于思考、动脑归纳的临床思维意识，养成细心工作、精益求精的责任意识，训练其科学思维能力。

5. 酒精中毒病人的救治与护理

酒精中毒主要损害人体中枢神经系统，使神经系统功能紊乱和抑制，严重中毒者可导致呼吸循环中枢抑制和麻痹而死亡。中毒多为饮酒过量造成，也有将其他药物、毒物掺入酒内进行自杀或他杀造成中毒。急性酒精中毒已成为急诊科最常见的中毒之一。无论国内还是国外，发病均呈上升趋势。酒精中毒病人的救治与护理措施是否得当，与病人的生命安危息息相关。酒精中毒的病人在急救过程中需要评估中毒的原因、途径等，必要时保留相关残留物送检。护士在救治过程中还应观察患者的心理变化，及时发现问题，适时为病人进行心理健康教育。通过此内容，培养学生关爱生命、珍惜生命的意识，使其具有敬畏之心。

6. 常见急救仪器的使用

急诊抢救室是急救仪器频繁使用的场所，护士作为科室医护团队的重要组成部分，是每天与患者接触最多的人，是实施病情观察的主体。当患者突发病情变化时，往往也是护士最先发现并第一时间到达现场。急诊科护士除具备救死扶伤、全心全意为人民服务的思想品质外，还应具备较全面的护理学理论知识和各种急救的操作技术，才能胜任急诊科的工作，挽救病人的生命，使其转危为安。引导学生感悟我国急救医疗仪器的迅速发展，在以后的工作中要善于发现问题，掌握新技术，不断涉猎新的知识领域，激发学生创新思维，培养学生救死扶伤的急救观念。

（四）模块四：危重症救护

1. ICU（Intensive Care Unit）概述

ICU 集中了现代化的监护与急救设备，集中了危重的病人；护士既是先进仪器的使用者，又处于抢救病人的第一线，为重症患者提供 24 小时护理服务；护理质量的优劣是 ICU 救治工作成败的关键之一。相比普通病房的护士，ICU 护士要有较好的身体素质，洞察力强，应变能力强，要有扎实的专业知识及相关知识。

因此重症监护室对护士的全面素质要求比较高，更加精益求精。告诫学生照顾病人不能有丝毫马虎，应通过不断学习，熟练掌握 ICU 科室的各项技能，提高病人的护理质量与满意度，热爱自己的职业，尊重病人，关爱生命。因此，使学生养成正确的护理行为意识，具有较快适应护理等相关工作岗位需要的适应能力，培养学生爱岗敬业的职业精神以及尊重生命的意识。

2. ICU 常用监护项目

ICU 的病人需要 24 小时的连续监护。监护是对每位患者实施的基础项目，与病人的病情密切相关。重症护理同仁在救治过程中发挥了重要的作用，护理人员应具备高度的责任心与娴熟的护理技术，贴心照料患者。随着人们对医疗品质期望值的不断提升，护理创新的重要性愈发凸显。护士除了要有一双善于观察的眼睛，更要具备形成专业的转化性思维。在学习的过程中，教导学生在护理病人时要无私奉献、勤于思考，训练强化临床思维能力和创新思维能力，培养学生乐于奉献和探索创新的精神。

四、课程思政实施路径

"急救护理学"课程思政实施路径见表 9 - 1。

表 9 - 1　"急救护理学"课程思政实施路径

课程章节（模块）	课程内容	课程思政元素	教学素材	教学实施建议	支撑专业课程思政二级指标	考核评价
模块一：总论	急救护理学概述	使命担当	材料：中国科学院院士张孝骞名言 案例：中国医疗服务体系发展视频	通过中国科学院院士张孝骞名言导入，播放中国医疗服务体系发展视频，使用讨论的教学方法，培养学生的思辨能力，强化使命担当，激发爱国情感	1.1 党的领导 1.4 国际视野	小组讨论（1）：以小组为单位讨论急危重症护理人员应具备的职业素质，小组随机抽取一名学生汇报，根据小组讨论评价表（见表9－3）进行评分。培养学生的思辨能力，强化使命担当，激发爱国情感
模块二：院外急救护理	院外急救概述	救死扶伤 团队意识	案例：重大交通事故视频	通过观看"重大交通事故"的视频，布置如下任务：任务一，查找资料，思考遇到大型事故时如何利用黄金时间进行救援；任务二，结合相关知识，讨论现场应如何进行检伤分类，确保现场最大的救治；任务三，作为院前工作小组，如何配合其他人员进行现场急救护理，增强其急救意识和分享。以小组为单位培养学生急救意识及团队合作意识、救死扶伤理念	2.3 时代追求 5.2 医德医风	小组讨论（2）：学生以小组为单位查找资料，讨论现场如何检伤分类以及发现急救，小组随机抽取一名学生汇报，根据小组讨论评价表（见表9－3）进行评分。培养学生救死扶伤理念及团队合作意识

续表

课程章节（模块）	课程内容	课程思政元素	教学素材	教学实施建议	支撑专业课程思政二级指标	考核评价
模块二：院外救护	心搏骤停	责任意识 博爱奉献	材料：袁凯凯救人新闻	通过"袁凯凯救人新闻事件"的视频导入，使用小组讨论的教学方法，分析心搏骤停的原因，临床表现及救护要点，进行小组汇报。使学生深刻体会到作为医学生的责任意识，培养学生的应变能力和救死扶伤的博爱奉献精神	2.4 社会责任 3.5 医者仁心	小组讨论（3）：以小组为单位进行讨论，分析心搏骤停的原因，临床表现及救护要点。随机抽取小组汇报，根据小组讨论评价表（见表9-4）进行评分。使学生深刻体会到责任意识，培养学生救死扶伤的博爱奉献精神，重点考查学生的责任意识和博爱奉献精神
	人工呼吸	一视同仁 助人为乐	案例：江城最美护士在武汉街头的"天使之吻"	通过讲述江城最美护士在武汉街头的"天使之吻"事迹导入，使用小组讨论的教学方法，学生分组讨论人工呼吸的要点，学生掌握人工呼吸的要点、懂得"生命面前，人人平等"的理念。培养学生一视同仁和助人为乐的精神	3.1 人文素养 5.1 社会公德	课堂测测（1）：以人工呼吸要点及注意事项为考核点，展开课堂测试，根据课堂测验评分表（见表9-5）进行评分。测试题重点考查学生对人工呼吸的掌握，培养学生一视同仁和助人为乐的精神

续表

课程章节（模块）	课程内容	课程思政元素	教学素材	教学实施建议	支撑专业课程思政二级指标	考核评价
模块二：院外救护	院外急救技术	科学严谨 锐意进取 勤劳勇敢	案例：市民见义勇为肠道脱出追赶歹徒事件 案例：如何进行正确搬运视频	通过使用案例导入的教学方法，讲述"市民见义勇为肠道脱出追赶歹徒"的事件。播放"如何进行正确搬运"的视频，使用小组讨论的教学方法，讲解如何掌握急救技术实施正确的院外急救。并通过情景模拟进行小组实训练习，要求学生在练习时全程耐心规范，培养学生科学严谨的职业精神，锐意进取的思想意愿及勤劳勇敢的高尚品德	3.3 科学素养 3.4 心理修养 5.4 个人品德	课堂测验（2）：以院外急救技术为题，展开课堂测试，根据课堂测验评分表（见表9-5）进行评分。专业知识测试题重点考查学生对院外急救技术的掌握，培养学生树立科学严谨的职业精神，锐意进取的思想品德勤劳勇敢的高尚品德
模块三：急诊救护	急诊科概述	规则意识 严谨科学 平等博爱	案例：急诊科日常工作微视频	通过课前通过任务驱动教学法，指导学生查阅文献。课中通过急诊科工作思维导图，学生汇报，培养学生急救意识和重要性。使学生体会到急诊科的工作性质，课后绘制急诊科"时间就是生命"的急救意识，树立规则意识。教学导引在执业过程中将人民的健康和利益放在首位，培养良好的护理专业素养，严谨科学的工作态度，使其在工作中尊重病人、平等博爱，体现博爱奉献精神	3.3 科学素养 3.5 医者仁心 4.3 遵守规则	课后作业（1）：通过绘制思维导图形式来布置课后作业，根据课后作业评分表（见表9-6）进行评分。重点考查在工作中尊重病人、平等博爱，体现博爱奉献精神

续表

课程章节 （模块）	课程内容	课程思政元素	教学素材	教学实施建议	支撑专业课程 思政二级指标	考核评价
	溺水病人的救治与护理	甘于奉献 健康守护	材料：河南洪水中感人救护视频	通过使用案例导入的教学方法，观看视频，引发学生对生命思考，以小组为单位开展溺水抢救的情景模拟，课后拍摄公益视频。培养学生甘于奉献的医者精神，引导学生树立健康守护的责任	2.2 民族精神 2.4 社会责任	课后作业（2）： 拍摄公益视频，根据课后作业评价表，对学生给予评价，根据课后拍摄评分表（见表9-6）进行评分。重点考查溺水能力的掌握救治与护理技能的掌握。培养学生甘于奉献的医者精神，引导学生树立健康守护的责任
模块三： 急诊救护	中暑病人的救治与护理	同舟共济 使命担当	案例：消防员高温灭火中暑，市民热心救护	通过使用案例导入的教学方法，观看消防员高温灭火中暑，市民热心救护视频，以小组为单位分析归纳中暑发生的原因，中暑类型，临床表现和救护过程进行汇报，课后绘制公益宣传报，培养学生分析归纳问题的社会责任感，强化使命担当，引导学生树立健康服务意识，将个人理想融入健康中国事业中	1.1 党的领导 1.2 理想信念	课后作业（3）： 绘制公益宣传报，重点考查中暑病人的救治与护理知识掌握情况，根据课后作业评分表（见表9-6）进行评分，重点考查学生同舟共济、健康担当的精神及健康服务意识

续表

课程章节（模块）	课程内容	课程思政元素	教学素材	教学实施建议	支撑专业课程思政二级指标	考核评价
模块三：急诊救护	一氧化碳中毒病人的救治与护理	责任意识 科学思维	案例：一家三口一氧化碳中毒，班主任细心发现成功救护 材料：我国现代高压氧舱图片	使用案例导入的教学方法，学生以小组为单位进行讨论；教师展示我国现代高压氧舱图片，分析高压氧治疗的步骤和注意事项； 培养学生勤于思考、动脑归纳的临床思维意识，养成细心工作、精益求精的责任意识；具备科学思维能力	2.3 时代追求 3.3 科学素养	课堂测验（3）： 以一氧化碳中毒病人的救治与护理为题，展开课堂测试，根据课堂测验评分表（见表9-5）进行评分。重点考查学生对一氧化碳中毒病人的救治与护理的掌握，动脑归纳的临床思考，养成细心工作、勤于思维意识，精益求精的责任意识；具备生命、珍惜学思维能力
	酒精中毒病人的救治与护理	关爱生命 敬畏之心	案例：大学生进社区宣传"珍爱生命、拒绝酒驾"公益活动	使用案例导入的教学方法，让学生更深刻地认识到酒精中毒精的危险性和安全驾驶的重要性。引导学生不但要普及身边每个人，还要宣传教育延续到社区的每一个角落。培养学生关爱生命、珍惜生命，具有敬畏之心	3.4 心理修养 4.3 遵守规则	课后作业（4）： 以小组单位录制社区公益宣传微视频，根据课后作业评分表（见表9-6）进行评分。重点考查学生关爱生命、珍惜生命，敬畏生命之心

续表

课程章节（模块）	课程内容	课程思政元素	教学素材	教学实施建议	支撑专业课程思政二级指标	考核评价
模块三：急诊救护	常见急救仪器的使用	创新思维救死扶伤	案例：急诊科医生抢救病人片段视频	使用案例导入的教学方法，让学生体验先进急救技术和抢救仪器在真实救护过程中的应用；采用情景模拟实训方式，以小组为单位梳理电除颤、球囊面罩给氧、输液泵、注射采操作流程，课后录制一种抢救仪器使用视频；使学生感悟我国急救医疗仪器的迅速发展，激发学生创新思维，培养学生敬佑生命、救死扶伤的急救观念	3.3 科学素养 5.2 医德医风	课后作业（5）：以小组为单位录制一种抢救仪器的使用视频，根据课后作业评分表（见表9-6）进行评分。重点考查学生对急救仪器的使用和创新思维
模块四：危重症救护	ICU 概述	爱岗敬业尊重生命	案例：优秀毕业生抗疫视频	使用案例导入的教学方法，观看"优秀毕业生抗疫"的视频，揭开ICU神秘的面纱。组织学生以小组为单位讨论ICU设置和护理人员应具备的职业品质，培养学生爱岗敬业精神，尊重病人、关爱生命的意识	3.4 心理修养 5.2 医德医风	小组讨论（4）：以小组为单位进行讨论，分析ICU设置和护理人员具备的品质，随机抽取小组汇报，根据小组讨论评价表（见表9-4）进行评分。重点考查学生爱岗敬业的职业精神以及尊重生命的意识

续表

课程章节 （模块）	课程内容	课程思 政元素	教学素材	教学实施建议	支撑专业课程 思政二级指标	考核评价
模块四： 危重症救护	ICU 常用监护 项目	乐于奉献 探索创新	材料：无陪护状态 下的精心呵护视 频；危重病人护理 用具创新发明	使用案例分析，小组讨论的教学方法， 让学生感受护理人员的贴心照料，梳理 循环系统与呼吸系统监测项目的具体流 程。同时展示危重病人护理用具的创新 发明，课后绘制思维导图，培养学生乐 于奉献和探索创新的精神	3.3 科学素养 5.2 医德医风	课后作业（6）： 通过绘制思维导图形式来 布置作业，根据课后作业 评分表（见表 9-6）进行 评分。重点考查学生对 ICU 常用监护项目要点掌 握，培养学生乐于奉献和 探索创新的精神

五、考核评价

根据"急救护理学"课程思政教学实施路径中考核评价栏目规定的考核方式，过程性评价与终结性评价相结合，采用多元化考核评价方式，注重学生思想动态变化。

（一）过程性评价

1. 评价形式

评价形式，如表 9 – 2 所示。

表 9 – 2　　　　　　　　　　评价形式表

评价形式	小组讨论	课堂测验	课后作业
数量	4	3	6
占比	30%	23%	47%

2. 评价标准

小组讨论，方式一：小组讨论，随机抽取个人汇报。组内学生自评占30%，学生互评占40%，教师评价学生撰写报告情况占30%。适用于小组讨论（1）（2）。

表 9 – 3　　　　　　　　　　小组讨论评分表（1）

项目	逻辑分析	沟通能力	人际合作	举止与仪表	组织协调	备注
权重	0.3	0.3	0.1	0.1	0.2	

小组讨论，方式二：小组讨论，小组汇报（见表 9 – 4）。组内学生自评占20%，学生互评30%；全体学生评价组长汇报情况占20%；教师评价组长汇报情况占30%。组长汇报成绩作为小组成员成绩。适用于小组讨论（3）（4）。

表 9 – 4　　　　　　　　　　　　小组讨论评分表（2）

项目	主题突出	时间控制	仪表仪容	应变能力	回答问题	备注
权重	0.3	0.1	0.1	0.2	0.3	

课堂测验。本课程过程性评价中，课堂测验共 3 个，每份课堂测验满分 100 分，通过"学习通"记录学生成绩，适用于课堂测验（1）（2）（3）。课堂测验题包括专业知识测试题和开放型测试题，专业知识测试题中客观题由"学习通"自动评判，主观题和开放型试题由教师评价，考查学生的作答是否情感、思想健康，符合题意，是否有深刻、丰富的内涵，是否有创新，开放型试题旨在激发学生自我表达能力和想象力，体现出学生思想动态。

表 9 – 5　　　　　　　　　　　　课堂测验评分表

项目	测验完成	知识掌握	知识运用	价值正向	备注
权重	0.2	0.2	0.3	0.3	

课后作业。本课程过程性评价中，课后作业共 6 个，根据考核内容分为思维导图作业，主要考查学生是否能够根据要求查阅资料、内容和材料是否详实、是否能够将相关专业知识及理论联系，适用于课后作业（1）（6）；录制公益视频、绘制手抄报，主要考查学生是否能综合应用能力、条理是否清晰，解决问题的方法是否有创新性，适用于课后作业（2）（3）（4）（5）。课后作业根据学生完成情况由任课教师综合评定，采用五级制方式赋分。

表 9 – 6　　　　　　　　　　　　课后作业评分表

项目	作业完成	知识掌握	知识运用	价值领悟	备注
权重	0.4	0.2	0.2	0.2	

（二）终结性评价

本课程采取统一命题、闭卷考试的终结性考核方式。考核内容既要考查学生专业知识掌握和综合应用情况，又要考查学生"敬佑生命、救死扶伤、甘于奉献、大爱无疆"的医者精神；严谨耐心、专注坚持、爱岗敬业工作作风的养成情况；应急处理能力；团队协作能力和探索创新意识的养成情况。

第十章

"儿科护理学"课程思政教学设计

一、课程基本情况

"儿科护理学"课程是助产学专业的一门专业核心课程之一，是一门研究儿童保健和儿童临床常见疾病护理基本知识和护理技能的一门课程，共48学时，3学分。

通过本课程的学习，使学生能够全面掌握现代儿科护理学的理论，系统地掌握儿童保健、疾病预防的相关知识，形成科学的儿科临床护理思维，提高临床观察、分析、判断和解决实际问题的能力，并能够运用现代护理理论和技术为婴幼儿提供整体护理。使学生具备良好的沟通能力，培养学生具备爱护、关心儿童的职业素养，为从事儿科护理工作和儿童保健等相关工作奠定扎实的基础。

二、课程思政目标

本课程围绕助产学专业人才培养目标，结合教学内容，注重知识传授、能力培养与价值塑造的统一，在课程思政方面达到以下目标：

（1）结合儿童体格生长发育及评价、营养性维生素 D 缺乏性佝偻病等内容，引导学生拥护中国共产党的领导，激发学生的爱国情感，使学生将个人理想融入健康中国的事业中，增强学生的使命担当、拓宽学生的国际视野等政治认同。

（2）结合儿科护理的一般原则、计划免疫等内容，增强学生的民族自豪感，培养学生救死扶伤、护佑健康的责任担当意识以及与时俱进、勇于创新、奋勇争先的家国情怀。

（3）结合各年龄期儿童特点、新生儿及新生儿疾病护理等内容，培养学生树立以人为本的医者仁心理念、培养学生精益求精、严谨求实的科学思维、使学生具备大爱无疆、关爱生命的情怀、始终保持积极乐观的心态，提升文化素养。

（4）结合人工喂养、光照疗法等内容，培养学生树立社会规则、医疗规则意识，在护理实践中自觉遵守相关法律法规，做到依法行护；注重护理安全，规范护理行为，增强法治意识。

（5）结合各年龄期儿童特点、计划免疫、婴儿抚触等内容，引导学生立志为护理事业做贡献，淡泊名利、求真务实的工作态度和呵护生命的家庭美德、培养学生保护环境的意识，提高道德修养。

三、课程内容与思政元素

（一）模块一：生长发育

1. 儿科护理的一般原则

儿科护理的一般原则有：以儿童及其家庭为中心、实施身心整体护理、减少创伤和疼痛等。家庭是儿童生活的中心，儿科工作者必须鼓励、支持、尊重并提高家庭的功能，要为家庭提供预防保健、健康指导、疾病护理和家庭支持等服务，让儿童及家庭有效地参与到健康照护的各方面，做到健康保护和健康促进。注重引导学生认识到儿科工作者在提高家庭健康保护和健康促进功能的重要性，从而培养学生为儿童健康保驾护航的社会服务意识和爱儿观念。

2. 各年龄期儿童特点

儿童的生长发育是一个连续、渐进的动态过程。随着年龄的增长，儿童的解剖、生理、心理的功能变化表现出与年龄相关的规律性，因此一般将儿童的年龄分为 7 个时期。儿科工作者要根据儿童不同时期的特点进行针对性的健康保护和健康促进。学生要深刻理解"儿童不是成人缩小版"蕴含的哲学观点，培养学生的辩证思维；同时，让学生认识到家庭对儿童每个时期的健康有着重要的影响。以胎儿期为例，引导学生认识到孕期保健的重要性，强调作为未来的父母亲要呵护小生命。

3. 儿童体格生长发育及评价

认识儿童生长发育规律有助于儿科工作者对儿童生长发育状况进行正确评价和指导。同时，儿童体格发育反映了儿童营养和健康状况，是衡量一个国家和地区经济社会发展水平的重要标志。引导学生体会我国新中国成立后儿童体格发育状况的显著变化，体现中国在儿童营养和健康方面取得的巨大成就，但仍存在部分农村地区、流动和留守儿童等弱势儿童群体的健康问题亟待改善的局面。因此，一方面让学生坚定中国特色社会主义理想信念，培养学生拥护中国共产党的领导；另一方面，针对在儿童营养和健康方面仍存在地区差异性，引导学生将个人理想融入健康中国事业中，强化使命担当激发学生的爱国情感和责任担当。

（二）模块二：儿童保健

计划免疫。小儿计划免疫是根据儿童的免疫特点和传染病发生的情况制定的免疫程序，利用安全有效的疫苗对不同年龄的儿童进行有计划的接种可以提高儿童的免疫水平，控制和消灭传染病。学生要认识到当前我国在疫苗研发领域取得的成就，激发爱国情感，领会在疫苗研发过程中国科学家爱岗敬业、甘于奉献的精神，引导学生立志、修身、报国，树立将自身价值与健康中国伟大战略结合的目标。

（三）模块三：儿童营养及营养性疾病

1. 母乳喂养

母乳不但可以提供优质、全面、充足和结构适宜的营养素，满足婴儿生长发育的需要，还可以完美地适应其尚未成熟的消化能力，同时促进其器官发育和功能成熟，因此母乳喂养是全球范围内提倡的婴儿健康饮食的重要方式。让学生认识到保证母乳喂养，做好母乳喂养的护理非常重要，因此护士、助产士有责任协助产妇尽早开奶、指导产妇掌握正确的喂哺技巧，从而培养学生树立强烈的社会服务意识，为出生婴儿的健康保驾护航。

2. 人工喂养

人工喂养是以配方奶或动物乳完全代替母乳喂养的方法。4~6个月以内的婴儿由于各种原因不能进行母乳喂养时要采用人工喂养。人工喂养时要适当对各种动物乳进行改造以使其适合婴儿的消化能力和肾功能。应使学生认识到人工喂养的乳制品既要保证易消化吸收、营养均衡，又要确保安全性，否则会影响婴儿生长发育甚至导致器官功能障碍。从而培养学生树立规则，自觉遵守行业规范和标准。

3. 营养性维生素D缺乏性佝偻病

营养性维生素D缺乏性佝偻病（risk of vitaamin D deficiency）是儿童体内维生素D不足引起钙、磷代谢紊乱，产生的一种以骨骼病变为特征的全身慢性营养性疾病，典型表现是生长中的长骨干骺端和骨组织矿化不全，主要见于2岁以下婴幼儿。随着我国社会经济文化水平的普遍提高，近年来我国营养性维生素D缺乏性佝偻病发病率逐年降低。使学生深刻体会中国共产党领导下的中国发展和中国力量，培养学生坚定中国特色社会主义理想信念，激发爱国情感和责任担当。

（四）模块四：新生儿及新生儿疾病护理

1. 新生儿寒冷损伤综合征

新生儿寒冷损伤综合征（neonatal cold injure syndrome）主要由寒冷、早产、感染等原因引起的皮肤和皮下脂肪变硬及水肿、低体温，重者可有多器官功能损害。在强化学生的专业知识的同时，让学生认识到新生儿寒冷损伤综合征的治疗关键在科学复温，其中护士做好对暖箱温度的动态调控、密切观察患儿病情变化、医护有效协作、预防和及时处理并发症的发生是患儿恢复的重要保障，从而塑造护理人的职业意识，培养学生树立救死扶伤、关爱生命的护理职业理念。

2. 新生儿窒息

新生儿窒息是胎儿因缺氧发生宫内窘迫或娩出过程中引起的呼吸、循环障碍，以致出生后1分钟内无自主呼吸或未能建立规律性呼吸，而导致低氧血症和混合性酸中毒。新生儿出生后应第一时间建立自主呼吸，即发出第一声啼哭。应使学生认识到医护人员应在新生儿出生后及时诱发自主呼吸，即进行啼哭，引导学生利用所学专业知识和技能、密切协作争分夺秒抢救小生命的职业责任意识，从而培养学生加强专业知识和技能的学习的信念、激发学生救死扶伤的职业责任感和团队协作精神。

3. 新生儿破伤风病因

新生儿破伤风（neonatal tetanus）是因破伤风梭状杆菌经脐部侵入引起的一种急性严重感染，常在出生后 7 天左右发病。新中国成立后由于无菌技术的推广和医疗护理质量提高，其发病率和死亡率明显下降，但未完全消灭。感染的原因是接生时未用消毒的剪刀、线绳断脐，结扎或包裹脐端时消毒不严致使破伤风杆菌侵入脐部，因此助产时要严格执行消毒隔离制度和无菌操作原则。一方面使学生认识到我国医疗护理行业在中国共产党领导下取得的伟大成就，激发学生爱国情感；另一方面引导学生在护理实践中自觉遵守规则，提高自律能力，自觉履行责任。

4. 光照疗法

光照疗法（phototherapy）又称光疗，是降低血清未结合胆红素的简便易行的方法，可以使新生儿血液中脂溶性的未结合胆红素转变为水溶性异构体，易于从胆汁和尿液中排出体外，从而降低胆红素水平。光疗时要注意安全操作，规范调节箱温，保护患儿会阴部和视网膜，严密监测生命体征的变化，避免对患儿造成不必要的损伤。应使学生具备安全意识，规范护理行为，树立保障新生儿健康的社会责任感，珍视小生命。

（五）模块五：各系统疾病患儿护理

1. 轮状病毒肠炎

轮状病毒肠炎由轮状病毒感染引起，可经粪 – 口传播，以秋季流行为主，又称秋季腹泻。发病急，常出现脱水、酸中毒和电解质紊乱。轮状病毒肠炎是可以预防的，除保证合理喂养、加强体格锻炼等日常预防措施外，注射轮状病毒疫苗对轮状病毒腹泻的发生也起着一定的作用。但目前我国轮状疫苗属自费接种，很多家长未认识到接种的重要性而未接种。应引导学生进行合理的健康宣传预防轮状病毒肠炎的发生，培养学生的社会服务意识。

2. 上呼吸道感染

上呼吸道感染（acute upper respiratory infection，AURI）是各种病原体

引起的鼻、鼻咽和咽部的急性感染。婴幼儿时期由于呼吸道解剖生理和免疫特点，易患上呼吸道感染。婴儿感染后病情大多较重，有明显的局部和全身症状，如鼻塞、咽痛、发热、拒乳、腹泻等，给患儿带来不适，甚至会并发中耳炎、喉炎甚至急性肾小球肾炎。应使学生认识到中医药在对症治疗、支持治疗中发挥的重要作用；使学生感知中医技术和现代信息技术、新工艺结合的成就在我国大健康产业中发挥的重要作用，激发学生的民族自豪感和敢于创新的精神。

3. 先天性心脏病患儿护理

先天性心脏病（congenital heart disease，CHD）简称先心病，是胎儿时期心脏血管发育异常而致的心血管畸形。近30多年来，由于心导管检查、心血管造影术和超声心动图等的应用，先天性心脏病得到准确的诊断、多数患儿获得根治。在先天性心脏病的诊断、治疗、护理方面，医疗界经历了一定的发展阶段。引导学生认识国内外先天性心脏病的治疗护理发展历程和当今国内外治疗护理现状，强化学生的专业知识，拓宽学生的国际视野，增强创新意识，激发责任担当意识，为健康中国贡献力量。

4. 急性肾小球肾炎患儿护理

急性肾小球肾炎是一种急性起病，以血尿、蛋白尿、高血压、水肿，或伴有一过性肾小球滤过率降低为临床特征的肾小球疾病。本病无特异性治疗，严格制订休息和活动计划、饮食控制对于疾病恢复有重要的意义。应让学生认识到让患儿及家属严格遵循休息、饮食原则的重要性，因此护士要全面评估患儿情况，加强有效的健康指导，防止出现认知偏差影响基本恢复。最终培养学生以人为本的整体护理理念和严谨求实的精神。

5. 白血病患儿护理

白血病是造血干细胞的恶性克隆性疾病，临床可表现为发热、贫血、淋巴及肿大、乏力、多汗等。主要有生物因素、物理因素、化学因素、遗传因素等。目前白血病的发病原因尚未清楚，外源性的病因可能与电离辐射、放射、核辐射等激活隐藏体内的白血病病毒使癌基因畸变或因抑制机体的免疫功能所致。其中苯及衍生物、重金属等可诱发白血病，可见外界环境污染会诱发白血病发生。探讨白血病发病原因，使学生认识到保护生态环境的重要性，树立保护生态环境意识，激发学生在公共生活中的社会公德感。

6. 化脓性脑膜炎患儿护理

化脓性脑膜炎是由各种化脓性细菌感染引起的急性脑膜炎症，是儿童尤其是婴幼儿时期常见的中枢神经系统感染性疾病，如不及时治疗可遗留各种神经系统后遗症。因此，不但要强化学生的理论知识，还应注重培养学生以人为本的爱婴观念，启发学生注重以人为本的护理理念，按照护理程序对患儿进行整体护理，培养学生的创新思维。

（六）模块六：儿科常用护理技术

1. 皮肤护理

宝宝的皮肤特别娇嫩，护理不当极易破损，如臀红，给宝宝带来痛苦。因此皮肤护理要注意保持皮肤清洁、干燥、操作轻柔，促进宝宝的舒适，预防皮肤受损。因此护理人员应爱护宝宝，掌握正确的皮肤护理方法并将所学知识进行宣传推广。培养学生关爱生命的爱儿观念，同时树立为儿童的健康保驾护航的社会服务意识。

2. 婴儿抚触

为婴儿进行系统地抚触，有利于婴儿的生长发育，增强免疫力，增进食物的消化和吸收，减少婴儿哭闹，增加睡眠；同时，抚触可以增强婴儿与父母的交流，帮助婴儿获得安全感，发展对父母的信任感。这项技术在许多国家，已被公认为是对婴儿健康最有益的护理技术之一，并且已在全国各级医院得到临床应用和推广。护生需要熟练掌握这项技术，并能对家长进行婴儿抚触的宣教和指导。抚触中动作轻柔，将掌心中的爱传递给宝宝，并将这种爱的表达教给家长，以延续出院后的爱的传递。培养学生的爱儿观念，引导学生认识到要推广和发扬婴儿抚触技术，传承与发扬求真务实的精神。

3. 新生儿 Apgar 评分

新生儿 Apgar 评分是临床上一种简易的评价新生儿窒息程度的方法。婴儿从呱呱坠地伊始就开始了一趟冒险的旅程，早产、感染、窒息等潜在的危险长久以来威胁着全世界范围内的新生儿。但是，自从有了新生儿 Apgar 评分，对新生儿出生缺陷、低体重儿、分娩并发症等具有很强的指导意义。应使学生认识到正确地进行 Apgar 评分对新生儿评估的指导意义，并了解 Apgar 评分的由来。一方面培养学生树立严谨认真、一丝不苟的工作态度；另一方面，了解引入新生儿 Apgar 评分系统的由来，激发学生在不断突破、受阻、再次突破中为了解决人类健康问题对医学的执着追求，培养学生面对挫折和失败保持良好心态知难而上的积极心态。

四、课程思政实施路径

"儿科护理学"课程思政实施路径见表 10 – 1。

表10-1　"儿科护理学"课程思政实施路径

课程章节（模块）	课程内容	课程思政元素	教学素材	教学实施建议	支撑专业课程思政二级指标	考核评价
模块一：生长发育	儿科护理的一般原则	服务意识 爱儿观念	案例："变形记"中某儿童成长发展变化	通过案例法和讨论法教学。导入"变形记"中某儿童的成长变化过程，讲授家庭对儿童成长和健康的重要性作用。使学生认识到作为儿科工作者必须支持、及家庭提供预防保健，为儿童健康提供服务。鼓励及尊重预防保健、护理等服务。教师课间课后指导学生搜集相关材料，进行小组讨论并撰写心得体会，使学生认识到家庭的重要性和行为对儿童有肩负着家庭的重要的健康促进功能的责任，最终培养学生为儿童健康促进保驾护航的社会服务意识和爱儿观念	2.4 社会责任 3.5 医者仁心	课后作业（1）：结合本次课程学习内容并查阅资料，针对特殊案例，为家庭制订一份如何改善儿童健康的计划，根据课后作业评价表（见表10-5）给予评价，重点考查学生的社会责任感和爱儿观念
	各年龄期儿童特点	辩证思维 呵护生命	案例：母亲孕期受到不利因素影响，最终影响胎儿发育导致儿出生后疾病 问题："儿缩小版"，说法对不对？	以案例法和讨论法进行。分享案例：母亲孕期受到不利因素影响，最终影响胎儿发育到出生后患病，引导学生认识到孕期保健的重要性，强调孕育小生命的爱心，要具备呵护小生命的爱心；以分组讨论的形式，引导学生领会"儿童不是缩小版"，理解年龄分期的哲学观点，蕴含儿童成长发展规律，在尊重发展规律的基础上进行科学护理，建立科学发育思维理念，明确儿科护理的社会责任	3.3 科学素养 5.3 家庭美德	课后作业（2）：围绕案例，结合各年龄期儿童特点，解决课堂中的难题，根据课后作业评价表（见表10-5）进行评分，重点考查学生评判性思维能力和对家庭的爱心美德

续表

课程章节（模块）	课程内容	课程思政元素	教学素材	教学实施建议	支撑专业课程思政二级指标	考核评价
模块一：生长发育	儿童体格生长发育及评价	爱国情感 使命担当	材料：新中国成立前我国儿童生长发育指标、第五次全国儿童体格发育调查结果	以翻转课堂的形式实施教学。课前组织学生查阅新中国成立前我国儿童体格发育调查结果和我国第五次儿童体格发育调查结果。通过对比分析，引导学生认识到我国儿童生长发育指标的伟大成就，说明我国在儿童保健方面的伟大成就，引导学生坚定中国特色社会主义理想信念，培养学生拥护中国共产党的领导；另一方面，使学生认识到存在地区差异性问题，引导学生将个人理想融入健康中国事业中，强化使命担当	1.1 党的领导 1.2 理想信念	小组讨论（1）：通过小组讨论，制定某偏远山区留守儿童健康保健策略，根据小组讨论评价表（见表10-3）给予评价，重点考查学生的将国人理想信念融入卫生强国中的使命担当意识
模块二：儿童保健	计划免疫	爱国情感 敢于实践 大爱情怀 淡泊名利	材料1：我国在疫苗研发领域的成就 材料2：以身试药，以子试药的"糖丸爷爷"顾方舟的事迹	采用翻转课堂和探究式教学。教师课前发布任务：了解我国目前在疫苗自主研发领域取得的成就和领军人物。课中结合计划免疫苗研发内容展示前我国著名人物，激发学生在疫苗研发过程中科学家爱国情感，引导学生领会在疫苗研发过程中科学家爱国敬业，始终把人民群众的生命安全放在首位的医者仁心精神。教师以顾方舟院士在脊髓灰质炎防治中奉献一生，最终实现我国全面消灭脊髓灰质炎实践并长期维持无"脊灰"状态的事迹，引导学生树立不为名利、敢于实践、全心全意为人民健康服务，努力将自身价值与健康相结合的目标	1.1 党的领导 2.1 人生价值 3.5 医者仁心 5.4 个人品德	作品设计（1）：围绕案例布置课后作业，制定预防幼儿手足口病预防小报（见表10-4）给予评价，重点考查学生利用所学知识解决实际问题，培养为儿童健康保驾护航的医者仁心的态度

219

续表

课程章节（模块）	课程内容	课程思政元素	教学素材	教学实施建议	支撑专业课程思政二级指标	考核评价
	母乳喂养	社会服务	案例：产妇因未得到良好的母乳喂养护理影响母乳喂养	采用案例法。教师以案例引入1位年轻的母亲因分娩后未得到良好的母乳喂养护理，使新生儿未能及时摄取母乳。结合母乳喂养护理内容，使学生认识到正确的母乳喂养护理的重要性。因此护士、助产士有责任协助产妇尽早开奶，指导产妇掌握正确的喂哺技巧，最终培养学生有责任的社会服务意识，为新生儿的健康保驾护航	2.4社会责任	作品设计（2）：围绕案例拍摄指导年轻妈妈进行母乳喂养的视频，根据作品设计评价表（见表10-4）给予评价，重点考查学生对于母乳喂养护理技术的掌握程度和社会服务责任感
模块三：儿童营养及营养性疾病	人工喂养	规则意识	案例：某品牌奶粉三聚氰胺事件	采用小组讨论法。在讲授人工喂养时，使学生认识到人工喂养的乳制品既要确保安全性、营养均衡，又要确保安全性，否则会影响婴儿生长发育甚至导致器官功能障碍。以某品牌奶粉三聚氰胺事件为例，使学生认识到不合格奶粉给婴儿生长发育带来的不良影响，从而培养学生树立规则意识，自觉遵守行业规范和标准	4.3遵守规则	小组讨论（1）：围绕案例布置小组讨论，根据案例小组讨论评价表（见表10-3）给予评价，重点考查学生对助产学相关职业中的规则意识

课程章节（模块）	课程内容	课程思政元素	教学素材	教学实施建议	支撑专业课程思政二级指标	考核评价
模块三：儿童营养及营养性疾病	营养性维生素D缺乏性佝偻病	爱国情感 使命担当 服务意识	材料："小萝卜头"宋振中烈士的故事	通过讲授法，介绍"小萝卜头"宋振中烈士的事迹，帮助学生理解佝偻病的病因和临床表现。在提高学生的科学思维的同时，使学生认识到当前的幸福生活是无数革命先烈用生命换来的，要不忘历史，永怀先烈，培养爱国情感，同时培养学生学习先烈勇于奋斗爱国家，坚定为国家、为人民健康努力奉献的使命担当和服务意识	1.1 党的领导 1.2 理想信念 2.4 社会责任	作品设计（3）：根据所学内容，设计维生素D缺乏性佝偻病预防宣传画报（见表10-4）给予评价，重点考查学生对于相关知识的掌握和为国为民健康服务的职责信念
模块四：新生儿及新生儿疾病护理	新生儿寒冷损伤综合征	救死扶伤 严谨求实 关爱生命	案例：寒冷损伤综合征的新生儿，合并颅内出血，新生儿肺炎，心肌损伤等多种并发症，最后在医护人员的救治下痊愈出院	通过案例和讨论法。引入患寒冷损伤综合征的新生儿，合并颅内出血、新生儿肺炎，心肌损伤等多种并发症，在医护人员团结协作，没有留下任何后遗症治疗的案例。组织学生讨论新生儿寒冷损伤综合征的专业知识，引导学生认识到护士如何正确应用暖箱，密切观察患儿病情变化，医护有效协作，预防和及时处理并发症的发生是患儿恢复的重要保障，塑造护理人的职业意识，使学生树立严谨认真、一丝不苟的工作态度，培养学生树立救死扶伤、关爱生命的护理理念	2.4 社会责任 3.3 科学素养 3.5 医者仁心	作品设计（4）：为新手妈妈进行预防寒冷损伤的健康教育，以视频形式上传"学习通"，以作品设计评分表（见表10-4）给予评分，重点考查学生对知识的掌握度和关爱生命、守护健康的责任感

课程章节（模块）	课程内容	课程思政元素	教学素材	教学实施建议	支撑专业课程思政二级指标	考核评价
模块四：新生儿及新生儿疾病护理	新生儿破伤风病因	爱国情感 自觉自律	材料：新中国成立前后我国新生儿破伤风发病率和死亡数据对比	采用讨论法。分享新中国成立前后我国新生儿破伤风发病率和死亡率数据对比，组织学生讨论发生原因是新中国成立后无菌技术的推广和医疗护理质量的提高，引导学生认识到党的正确领导，培养学生的爱国情感；同时引导学生认识到助产时严格执行消毒隔离制度和无菌操作对于预防新生儿破伤风发生的意义，引导学生在护理实践中自觉遵守规则，提高自律能力，自觉履行责任	1.1 党的领导 4.3 遵守规则	课后作业（4）：制订预防新生儿破伤风发生的计划，以课后作业（见表10－5）进行评分，考查学生自觉履行无菌原则、消毒隔离原则的规则意识
	光照疗法	以人为本 大爱无疆 安全意识	材料："新生儿黄疸蓝光治疗"相关视频	采用小组讨论法、案例法、探究式教学。学生课前观看"蓝光治疗"视频，课中教师引入蓝光治疗不当导致患儿烧伤的案例，以小组为单位，对新生儿黄疸的预防和治疗操作，培养学生的专业素养；提出在蓝光治疗中如何体现人文关怀的问题，展开讨论：如何避免分离的患儿发生意外，如何对母婴患儿亲密沟通，引导学生培养以人为本、大爱无疆、尚德精术的品质以及安全意识	3.1 人文素养 3.5 医者仁心 4.4 依法行护	课堂测验（1）：围绕新生儿黄疸护理进行课堂测验，根据课堂测验评价表（见表10－6）给予评价，重点考查学生的人文素养和安全意识

续表

课程章节（模块）	课程内容	课程思政元素	教学素材	教学实施建议	支撑专业课程思政二级指标	考核评价
模块五：各系统疾病患儿护理	轮状病毒肠炎	服务意识	案例：1例轮状病毒肠炎患儿的临床表现 材料：轮状病毒疫苗接种的作用和在我国的接种率	采用案例法和讨论法。课前教师导入1例因轮状病毒感染腹泻发生病例，预防、治疗、护理要点，评估。通过小组讨论，总结学生以所学知识解决实际问题的能力，培养科学思维。结合预防内容，教师引入轮状病毒疫苗接种在我国轮状病毒腹泻发生数目起着重要作用，但很多家长未认识到接种的重要性而未接种。因此引导学生进行健康宣传，培养学生的社会服务意识	2.4 社会责任	作品设计（5）：以小组为单位为患儿家长制定一套预防轮状病毒肠炎的手抄报，根据作品设计评价表（见表10-4）给予评价，重点考查学生的社会服务意识和以所学知识解决实际问题的能力
	上呼吸道感染	民族自豪感与时俱进	案例：1例上呼吸道感染患儿经中药青贴治疗后好转 材料：中医小儿推拿术、中药青贴喘地开花	采用案例法、讲授法。结合案例，引入小儿推拿术、中药贴敷疗法与信息技术、新型材料结合的素材，使学生感知中医技术和现代信息技术、新工艺结合的成就在我国大健康产业中发挥的重要作用，激发学生的民族自豪感和敢于创新的精神，培养学生的民族自豪感和与时俱进、不断探索的时代追求	1.3 文化自信 2.3 时代追求	课后作业（5）：以小组为单位制订预防呼吸系统疾病发生的预防措施，并将信息有效传递给家长，（见表10-5）根据课后作业评价表，给予评价，重点考查学生的创新能力

续表

课程章节 （模块）	课程内容	课程思 政元素	教学素材	教学实施建议	支撑专业课程 思政二级指标	考核评价
	先天性心脏病患儿护理	视野开拓 科学思维	材料：1944 年拯救 "蓝婴" 的心脏手术	采用项目式教学，实施翻转课堂，课前教师引入 1944 年拯救 "蓝婴" 材料，发布让学生查阅病病的治疗护理进展任务，课中对比分析，一方面强化专业知识，另一方面拓宽学生视野，掌握先进理念、增强创新意识，提升学生的思维水平	1.1 党的领导 2.4 社会责任 3.3 科学素养	作品设计（6）： 制订不同类型先天性心脏病患儿的护理宣教，根据作品向家长进行宣教，设计评价表（见表 10－4）给予评价，重点考查学生的科学思维
模块五： 各系统疾病患儿护理	急性肾小球肾炎患儿护理	以人为本 严谨求实	案例：幼儿因食入小块香肠导致急性肾小球肾炎病情加重	通过小组讨论、角色模拟，项目式教学。导入 1 例急性肾小球肾炎患儿因小块香肠引发疾病发作的案例，组织学生讨论发生原因，引导学生认识到正确的饮食指导的重要性。以角色扮演这种事进行情境模拟；护士应如何避免这种沟通的能力，提高学生的专业客观分析患儿的个性特征，最终培养学生以人为本的整体护理理念和严谨求实的科学精神	3.1 人文素养 3.3 科学素养	课堂测验（2）： 就急性肾小球肾炎护理相关内容进行课堂测验（见表 10－6）给予学生对基本知识的掌握程度，以人为本的人文素养

续表

课程章节（模块）	课程内容	课程思政元素	教学素材	教学实施建议	支撑专业课程思政二级指标	考核评价
	白血病患儿护理	保护环境	案例：1例白血病患儿疾病发生、治疗、护理。问题：过度装修引起哪些健康问题	采用案例法和小组讨论法。通过教学，使学生认识到外界环境污染会诱发白血病发生。导入白血病患儿案例，提出白血病发病原因的问题，组织学生课堂讨论过度装修引起的环境污染导致白血病的发生，引导学生认识到维护环境对生态环境的重要性，保障家园的健康，培养学生的社会公德	5.1社会公德	课堂测验（3）：就白血病相关内容进行课堂测验，根据课堂测验评分表（见表10-6）给予评价。通过考查学生对基本知识的掌握程度，利用所学知识解决实际问题的能力和社会公德感
模块五：各系统疾病患儿护理	化脓性脑膜炎患儿护理	创新思维以人为本	案例：1例脑膜炎患儿因延误诊断导致不良后果	采用项目式教学、案例法、讨论法、翻转课堂进行教学。教师课前发布1例化脓性脑膜炎患儿的案例，引导学生查阅资料，了解发病的原因、发病机理、临床表现；课中教师根据学生的专业知识，在进行化脓性脑膜炎的护理展示后，引导学生的护理评判性思维；课后置任务让学生查阅发生后遗症的因素等文献，探究解决患儿健康问题，培养学生的科研创新思维。案例贯穿于整个教学过程，引导学生认识到掌握扎实的专业知识的重要性，培养以人为本知识护理理念和创新意识	2.3时代追求　3.1人文素养	课后作业（6）：围绕案例布置课后作业，根据课后评价表（见表10-5）给予评价，重点考查学生以人为本的整体护理理念和创新思维

课程章节（模块）	课程内容	课程思政元素	教学素材	教学实施建议	支撑专业课程思政二级指标	考核评价
	皮肤护理	护佑健康 爱儿观念	案例1：1例臀红新生儿用多种方法治疗无效最终用鞣酸软膏治愈	以案例教学法教学。皮肤护理中，让学生认识到护理中要爱护宝宝，掌握正确的皮肤护理方法并将所学知识和技能进行宣传推广。引导学生在学好专业知识同时树立大健康观，在社会实践中将所学健康知识进行宣传推广，认识到作为医者的护佑健康的责任	2.4 社会责任 3.5 医者仁心	课后作业（7）：制订如何进行新生儿皮肤护理的方案，根据课后作业评价表（见表10-5）给予评价，重点考查学生以所学知识解决实际问题的能力
	婴儿抚触	爱儿观念 求真务实	材料1：婴儿抚触视频 材料2：婴儿抚触应用未能全面普及	通过讨论法。播放婴儿抚触视频，让学生注意观察婴儿面部表情变化，并思考为何会出现这种变化，引导学生在学好专业知识技能的同时，树立爱儿观念，尊重婴儿；给予婴儿认识到婴儿抚触应用不广泛的原因，引导学生认识到婴儿抚触技术，传承与发扬推广和发扬婴儿抚触技术，传承与发扬丁格尔求真务实的精神	3.5 医者仁心 5.2 医德医风	课后作业（8）：录制婴儿抚触视频上传"学习通"，根据课后作业评价表（见表10-5）给予评价，重点考查学生的专业技能水平和爱儿观念
模块六：儿科常用护理技术	新生儿Apgar评分	严谨求实 积极乐观	材料1：新生儿Apgar评分在新生儿出生后的评估中的意义 材料2：新生儿Apgar评分的由来	采用讲授法和小组讨论法。通过教学，使学生认识到新生儿Apgar评分对于新生儿评估的指导意义，组织学生小组讨论如何利用新生儿Apgar评分进行正确评估，以有效选择对新生儿的窒息程度评估认真，一丝不苟的工作态度；树立严谨求实的工作态度，从而引导学生另外，教师引入新生儿Apgar评分统创始人——维珍尼亚·阿普加的故事，激发学生面对挫折和失败时保持不懈追求，知难而上的积极心态	3.3 科学素养 3.4 心理修养	课后作业（9）：搜集相关资料，就新生儿Apgar评分中的应用的重要性值撰写一篇课后应用价值论文，不少于500字评价，根据课后作业评价表（见表10-5）给予评价，重点考查学生的科学素养

五、考核评价

根据"儿科护理学"课程思政教学实施路径中考核评价栏目规定的考核方式，过程性评价与终结性评价相结合，采用多元化考核评价方式，注重学生思想动态变化。

（一）过程性评价

1. 评价形式

评价形式如表 10 – 2 所示。

表 10 – 2　　　　　　　　　　评价形式表

评价形式	小组讨论	作品设计	课后作业	课堂测验
数量	1	6	9	3
占比	10%	30%	45%	15%

2. 评价标准

小组讨论。本课程过程性评价中，小组讨论共 1 个。小组讨论，小组代表汇报。组内学生自评占 20%，学生互评占 30%；全体学生评价小组代表汇报情况占 20%；教师评价小组代表汇报情况占 30%。小组代表汇报成绩作为小组成员成绩。适用于所有小组讨论。

表 10 – 3　　　　　　　　　　小组讨论评分表

项目	主题突出	思路清晰	价值正向	领悟深刻	备注
权重	0.3	0.2	0.3	0.2	

作品设计。本课程过程性评价中，作品设计共 6 个，每件作品满分 100 分。评分方式为：组内学生评价占 30%；全体学生评价占 30%；教师评价占 40%。作品设计评分要点见作品设计评分表，适用于所有作品设计。

表 10 – 4 作品设计评分表

项目	理念新颖	元素丰富	作品完整	价值正向	备注
权重	0.2	0.3	0.2	0.3	

课后作业。本课程过程性评价中，课后作业共 9 个，课后作业根据学生完成情况由任课教师综合评定，采用百分制赋分。适用于所有课后作业。

表 10 – 5 课后作业评分表

项目	作业完成	知识掌握	知识运用	价值领悟	备注
权重	0.2	0.3	0.2	0.3	

课堂测验。本课程过程性评价中，课堂测验共 3 个，通过"学习通"记录学生成绩。课堂测验题包括专业知识测试题和开放型测试题，专业知识测试题中客观题由"学习通"自动评判，主观题和开放型试题由教师评价，考查学生的作答是否情感、思想健康，符合题意；是否有深刻、丰富的内涵，是否有创新，开放型试题旨在激发学生自我表达能力和想象力，培养创新型人才。

表 10 – 6 课堂测验评分表

项目	测验完成	知识掌握	知识运用	价值正向	备注
权重	0.2	0.2	0.3	0.3	

（二）终结性评价

本课程采取闭卷考试的终结性考核方式。考核内容既要考查学生专业知识掌握和综合应用情况，又要考查学生慎独自律、严谨细致的精神和敬畏生命、人文情怀、精益求精的意识。

参 考 文 献

［1］习近平：《在全国教育大会上的讲话》，载于《人民日报》2018年9月11日。

［2］习近平：《在全国高校思想政治工作会议上的讲话》，载于《人民日报》2016年12月9日。

［3］习近平：《用新时代中国特色社会主义思想铸魂育人，贯彻党的教育方针，落实立德树人根本任务》，载于《人民日报》2019年3月19日。

［4］教育部关于印发《高等学校课程思政建设指导纲要》的通知，中华人民共和国教育部网站，2020年6月1日，http：//www. moe. gov. cn/src-site/A08/s7056/202006/t20200603_462437. html。

［5］教育部高等学校教学指导委员会：《普通高等学校本科专业类教学质量国家标准》，高等教育出版社2018年版。

［6］甘俊超：《暖心！医护人员陪患者看夕阳》，载于《中国日报》2020年3月6日。

［7］沈军、简平等：《护理学基础"课程思政"的设计与实践》，载于《中华护理教育》2020年第7期。

［8］梁宇杰、王红明等：《基础护理学混合式教学实施课程思政的探索》，载于《中国继续医学教育》2020年第12期。

［9］马丽丽、李春香等：《混合式教学在基础护理学理论教学中的应用研究》，载于《中华护理教育》2020年第15期。

［10］刘燕莉、李浩野等：《"思政融通"——思政教育新模式研究与实践》，载于《研究生教育研究》2019年第4期、

［11］段凯旋、李睿明等：《内科护理学课程思政案例库的建设》，载于《护理学杂志》2022年第1期。

［12］张玲华、贾建芳：《"课程思政"在本科内科护理学中的实践》，载于《中华护理教育》2020年第7期。

［13］李慧、邱银玲等：《课程思政在内科护理学情景模拟教学中的应用》，载于《护理学杂志》2020年第13期。

［14］秦明芳、王思婷等：《基于OBE理念的内科护理带教"课程思政"实践》，载于《中医药管理杂志》2019年第16期。

［15］李光兰、何菊仙等：《外科护理学课程中融入思政教育的探索与实践》，载于《浙江医学教育》2021第3期。

［16］王强芬：《医学院校课程思政教学育人效果实证研究》，载于《中国卫生事业管理》2022年第1期。

［17］冯蓉、许红等：《高职妇产科护理课程"理实结合"思政育人方案的设计与实践》，载于《中华护理教育》2021年第11期。

［18］王英龙、李红霞：《课程思政对立德树人成效的影响研究》，载于《中国大学教学》2021年第12期。

［19］刘人锋：《将课程思政融入女性学专业人才培养》，载于《中国妇女报》2021年3月16日。

［20］李沐、刘路华等：《急危重症护理学"课程思政"的设计与实践》，载于《中华护理教育》2020年第17期。

［21］李娜、季红等：《课程思政在急危重症护理学翻转课堂教学中的应用》，载于《齐鲁护理杂志》2021年第27期。

［22］蒲清平、何丽玲：《新时代高校课程思政教学提质增效的实践路径》，载于《思想教育研究》2022年第1期。

［23］吴斌、陈素清等：《基于"儿科学"知识模块课程思政的构建及实现途径》，载于《中国大学教学》2021年第10期。

［24］苏小燕、钟晓璇等：《儿科护理学课程思政对提高人文关怀能力的效果评价》，载于《继续医学教育》2021年第5期。

［25］任蕾、李梅等：《儿科ICU护士对危重症患儿早期活动的认知、态度、行为及障碍因素的现状调查》，载于《中国护理管理》2022年第1期。